HAY
UNA
RESPUESTA

Serie Esperanza

HAY UNA RESPUESTA

Cómo prevenir y entender el VIH/SIDA

Reverendo Luis Cortés Jr.

ATRIA BOOKS

New York   London   Toronto   Sydney

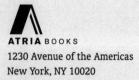

ATRIA BOOKS

1230 Avenue of the Americas
New York, NY 10020

Library of Congress Cataloging-in-Publication Data

Cortés, Luis, Reverend.
    [There is an answer. English]
    Hay una respuesta : cómo prevenir y entender el VIH/SIDA / Reverendo Luis
Cortés, Jr.; [traducido por Omar Amador].
        p.   cm.—(Serie Esperanza)
    Includes bibliographical references.
    1. AIDS (Disease)   2. AIDS (Disease)—Prevention.   I. Title.

RA643.8.C6718   2006
616.97'92—dc22   2006047739

ISBN-13: 978-0-7432-8995-5
ISBN-10:   0-7432-8995-1

Primera edición en rústica de Atria Books, octubre 2006

10   9   8   7   6   5   4   3   2   1

ATRIA BOOKS es un sello editorial registrado de Simon & Schuster, Inc.

Impreso en los Estados Unidos de América

Para obtener información respecto a descuentos especiales en ventas al por mayor,
diríjase a *Simon & Schuster Special Sales* al 1-800-456-6798 o a la siguiente dirección
electrónica: business@simonandschuster.com.

ÍNDICE

INTRODUCCIÓN

Vamos a jugar. Yo les doy una palabra, y ustedes la asocian con lo primero que les venga a la mente.

«Familia».

¿En qué fue lo primero que pensaron? Quizás tuvieron un chispazo de buenos recuerdos y una sensación reconfortante. Tal vez dijeron «comida», «feliz» o «amor». Por otra parte, quizás lo primero que sintieron fue tensión o ansiedad. «Peleas». «Rabia». «Estrés». En este juego, la única respuesta correcta es la respuesta sincera.

Bueno, vamos a probar con otra palabra: «amigos».

¿Se les ocurrió «para siempre»? ¿«Diversión»? ¿«Pasarla bien»? ¿O les provocó malos pensamientos de pérdida y rechazo?

Uno más: «Salud».

«Ejercicio». «Vitaminas». «Agua». «Nutrición». «Enfermedad». «Médico». Caramba, lo están haciendo bien.

Ahora que ya han contestado unas cuantas, vamos a probar con una palabra que es un poco más difícil. ¿Qué piensan cuando leen «VIH/SIDA»?

Vamos. ¿Nadie dice nada? Recuerden, la única respuesta correcta es la respuesta sincera.

«Muerte». «Sufrimiento». «Curación». «Cintas rojas». «Homosexual». «Agujas». «África». «No quiero pensar en eso».

Agradezco que hayan dicho la última frase. Es una respuesta verdaderamente honesta. A fin de cuentas, ¿por qué pensar en una cosa tan devastadora si no pueden hacer nada para remediarla? De hecho, la mayoría de la gente no se interesa en este tema tan serio a menos que un amigo o un familiar esté afectado directamente. Es comprensible. Pero entiendan esto: el VIH/SIDA está en nuestra familia. Tal vez no está en tu familia inmediata o entre los parientes más lejanos, pero está afectando a demasiadas personas de nuestras comunidades. Ninguna raza, ninguna etnia ni religión es inmune; la familia humana sufre de VIH/SIDA ahora mismo.

«Bueno, si está más cerca de mí de lo que creía», podrías pensar, «¿qué puedo hacer?». Hay algo —en realidad, unas cuantas cosas— que tú puedes hacer personalmente. Incluso, si no eres médico, político, ministro ni amigo o familiar de alguien que enfrenta esta enfermedad, puedes ayudar a construir un muro impenetrable al VIH/SIDA, y un mundo más acogedor para aquellos que ya están afectados directamente por el virus.

Sólo quiero darte la información precisa sobre lo que sucede en estos momentos en el mundo y en nuestras comunidades con el VIH/SIDA. Durante veinticinco años hemos tenido conocimiento del virus. Personas inteligentes y preocupadas han trabajado casi todo ese tiempo para resolver el problema. Sigue siendo un problema serio, pero ahora tenemos tratamientos y muchos medios más de proporcionar atención a la gente, hasta a los más pobres e inaccesibles del mundo. La mejor historia de éxito es ésta: las filas de la gente inteligente y preocupada están creciendo. Eso se debe a que personas como tú, que antes podrían haber creído que no tenía caso preocuparse por el VIH/SIDA, ahora piensan, aprenden y les transmiten a los demás lo que saben.

Yo no soy un experto médico. Ni tampoco escribí este libro para discutir un virus llamado VIH. Lo escribí como un hombre que se preocupa por su comunidad. En nuestra labor de desarrollo comunitario —construyendo hogares, escuelas, sitios de capacitación laboral y centros de salud— hemos aprendido mucho acerca del impacto que una persona puede tener en una familia, un barrio, una ciudad y en el mundo.

Para ayudarte a entender mejor alguna de la información que se ofrece en este libro, presentamos la historia de Marcos y Delia, una pareja casada cuyas vidas, y las vidas de toda su familia, cambian para siempre debido a la presencia del VIH/SIDA. Por favor, entiende que Marcos, Delia y los miembros de su familia y amigos que aparecen en este libro son *ficticios;* sin embargo, su tragedia es absolutamente real para los millones de personas que tienen un caso de VIH/SIDA en su familia. Al leer su historia, es extremadamente importante que ignores el hecho de que son personajes y que aceptes lo que ellos representan. Podría ser cualquier persona que tú conoces: un miembro de la familia, un amigo o un vecino, hasta un compañero de trabajo. El jovencito que empaqueta tus compras en el supermercado. La anciana que ves en el autobús todos los días cuando vas al trabajo. El niño que asiste a la misma escuela de tu hijo o hija.

Desafortunadamente, la forma en que nuestra familia imaginaria se enfrenta a la terrible situación de Marcos y Delia también puede considerarse ficticia en la mayor parte de los casos. Sin embargo, sí representa una esperanza —esperanza de lo que podría

llegar a ser nuestra comunidad si no cediera ante el temor, el orgullo y el silencio más absoluto. El objetivo de nuestro relato no es
asustar ni mostrarle a la gente en que situación tan desesperada se
ha convertido el VIH/SIDA. El objetivo es ayudarnos a reconocer
por primera vez que *hay* un problema y que, al hacerlo, estamos
más cerca de una solución.

Hay una respuesta. Y esa respuesta comienza *contigo*.

Te invito a que vayas cuando lo desees a nuestro sitio web,
www.esperanza.us, para hallar más información sobre el VIH/
SIDA, sobre qué tú puedes hacer para combatirlo, y para que te
unas a cientos de otros que han aceptado el Pacto de Esperanza.

PRIMERA PARTE

Un diagnóstico confirmado

No la había escuchado las primeras dos veces que lo llamó; sus pensamientos estaban muy lejos de la consulta del médico. La recepcionista, cuando por fin captó su atención, pronunció mal su nombre.

«Sr. San Rey-fil».

Marcos vaciló antes de levantarse del asiento. Él luchaba contra la sensación de que cuando lo habían llamado anteriormente —cuando él no había estado prestando atención—, quizás ella había dicho o hecho algo para insinuar la causa de su visita. Desde su asiento en la esquina más lejana de la sala de espera, tuvo que caminar hacia la consulta del médico, frente a unos veinte pares de ojos. El doctor Gabriel era un especialista en enfermedades infecciosas que trataba numerosos tipos de problemas de salud, pero era famoso por tratar a pacientes de SIDA, *Los demás en esta habitación van a saber a qué vine,* pensó Marcos con nerviosismo, y entonces se obligó a caminar con calma.

La idea de que la sala de espera pudiera estar llena de personas que tenían el mismo problema suyo no se le ocurrió hasta que estuvo sentado solo en el cuarto de examen. Apoyó la cabeza contra el escritorio y esperó por el doctor. *Tal vez el primer análisis estaba equivocado,* se dijo, *quizás fue un chiste cruel o un error, quién sabe.*

El doctor Gabriel examinó el expediente clínico que la enfermera le había dejado: Marcos San Rafael, positivo inicial de SIDA, buena salud en general.

«Casado», susurró el doctor a sí mismo. Nunca era fácil darles el resultado a sus pacientes. La gente seguía escuchando un diagnóstico de positivo al VIH como una sentencia de muerte, incluso cuando había tratamientos disponibles. Algunos se enfurecían. Otros se alteraban de tal forma que pensaban en matarse con tal de no enfrentar el sufrimiento que pensaban que era inevitable.

Cuando le dices a alguien que es positivo al VIH, por supuesto que también tienes que pedirle que les informe a sus parejas sexuales, y/o que les dé a las autoridades la mayor cantidad de datos personales posible de manera que pueda contactarse a esas personas e informarlas en cuestión de semanas. Por lo general, el médico era capaz de mantener la primera consulta lo más directa y sencilla posible y dejar que el paciente encarara sus problemas personales a lo largo de unas cuantas semanas. Incluso aquéllos que vivían con una pareja casi siempre se tomaban un poco de tiempo mental y emocional para evaluar sus propias condiciones de salud antes de confrontar el sufrimiento que eso podría producir en las vidas de otras personas.

Pero los casados se veían asaltados por el poderoso impacto de los múltiples temores que se acumulaban de inmediato y se precipitaban hacia ellos al mismo tiempo: el miedo de su propio sufrimiento y muerte, de que las personas que amaban los abandonarían o las alejarían de ellos, de que ya había hecho enfermar a alguien, o de que su situación financiera se haría imposible. No podían dar nombre a muchos de sus temores, pero a menudo trataban de enfrentarlos todos al mismo tiempo.

El doctor Gabriel respiró profundamente al entrar en la habitación. «Hola, San Rafael», dijo en tono positivo y formal, sin despegar los ojos del expediente que ya se sabía de memoria. «¿Cómo está hoy?».

«Pues usted me dirá», dijo Marcos, en un intento de sonar ligero y superficial.

«Bueno, veamos… Usted ha dado positivo al virus del síndrome de inmunodeficiencia, y sus análisis adicionales confirman este resultado. Así que hoy vamos a hablar sobre cómo cuidar su salud».

Marcos sólo escuchaba a medias al doctor. Sus pensamientos se movían a alta velocidad y chocaban entre sí como carritos locos en parque de diversiones. *No. Aguanta… ni llantos ni gritos. Pero quiero hacer las dos cosas. ¿Qué voy a hacer? Me siento como si fuera a vomitar. Ahí está el médico, mirando el jodido expediente, esperando que yo diga algo. Dile algo al médico, Marcos, dile algo.*

«Espere un momento. ¿Quiere decir que yo tengo SIDA?», le espetó.

«No, señor San Rafael, usted ha dado positivo en dos análisis para el virus de inmunodeficiencia humana, el VIH. El segundo análisis es bastante detallado y muy confiable. Sólo muestra que el virus está presente en su cuerpo, y en una cantidad lo suficientemente grande como para preocuparse.

»Es cierto que el VIH puede convertirse en SIDA», agregó el doctor. «Si su sistema inmunológico queda incapacitado por el virus hasta el punto de que usted contrae dos o más enfermedades contra las que su cuerpo no pueda luchar —llamamos a eso infecciones oportunistas—, se considerará que usted tiene SIDA. Pero también es cierto que hay tratamientos disponibles que pueden impedir que eso suceda».

«Pero, doctor, no entiendo. Si tengo esto, ¿por qué no me siento enfermo?».

«Un virus es un organismo viviente, pero el VIH es un retrovirus. No puede vivir por sí mismo. Tiene que conectarse con el material genético de los glóbulos blancos para poder vivir y multiplicarse. Cuando ya está dentro, comienza a destruir sus glóbulos blancos. Mientras más se reduzca el número de sus glóbulos blancos, más difícil le resulta a su cuerpo luchar contra otros virus, bacterias u hongos que producen las enfermedades. A menos de que su sistema inmunológico esté seriamente debilitado, o hasta que llegue ese momento, usted no tendrá síntomas. Quizás ni siquiera se sienta enfermo».

«¿Cuándo lo sentiré?», preguntó Marcos, aún evidentemente impactado.

«Cuando evaluamos el progreso de un paciente que tiene el virus, observamos el conteo de cierto tipo de glóbulos blancos al que llamamos CD4. La persona de salud promedio tiene un conteo de CD4 de 700 a 1200. Nos empezamos a preocupar cuando ese nivel baja a la mitad de los niveles normales de inmunidad; hasta con 350, la gente puede sentirse bien todavía. Es posible que en determinado momento usted puede desarrollar síntomas parecidos a los de un catarro. Comenzamos el tratamiento con medicamentos antirretrovirales cuando el conteo baja a 200 o menos».

«Entonces, ¿usted me dará medicamentos y me mejoraré?».

«No le daremos medicinas todavía», respondió el doctor Gabriel. «Las que tenemos hasta ahora son efectivas para demorar el progreso del VIH, pero pueden tener serios efectos secundarios. Tenemos que sopesar los beneficios con los riesgos potenciales, y por eso casi siempre sólo las recetamos cuando el sistema inmunológico está extremadamente debilitado. Su conteo de glóbulos blancos todavía es bastante alto: alrededor de 500».

«Pero el otro día leí que alguien había descubierto una cura».

«Recientemente han habido algunas investigaciones alentadoras, pero es algo limitado. Habrá que probar esos descubrimientos una y otra vez antes de que pueda desarrollarse un remedio útil».

«Está bien. Entonces, ¿qué hago ahora?», le preguntó Marcos al médico, y entonces se dio cuenta de que también se lo estaba preguntando a sí mismo. *¿Qué hago ahora? Delia, los niños, mi empleo, Abuela… Todo el mundo va a huir de mí. Nadie debe saberlo.*

«Vamos a hacer una evaluación de su estilo de vida para ver si cae en alguna de varias categorías de riesgo. Si su nivel de riesgo es limitado, vamos a observar su conteo de CD4 cada seis meses. También podríamos observar lo que se llama su carga viral: la cantidad de virus que hay en su cuerpo.

»Nuestra enfermera le puede brindar los consejos específicos acerca de cómo cuidar su salud para incrementar su inmunidad, para evitar infecciones y para aumentar sus posibilidades de mantener su conteo elevado. Por supuesto, queremos que si nota algún cambio en su salud, se ponga en contacto con nosotros antes de que pasen los seis meses para su próxima prueba».

«¿Cómo lo cogí? Yo pensé que había que ser homosexual o inyectarse drogas para contagiarse con el SIDA».

«De nuevo, señor San Rafael, usted no tiene SIDA», repitió el doctor Gabriel. «Usted ha tenido un resultado positivo de VIH confirmado en un análisis. La transmisión del VIH es algo complicado, pero si usted tiene paciencia, le contaré un poco acerca de lo que sabemos hasta ahora. Es posible transmitir el virus durante la relación sexual entre un hombre y una mujer. Existen otras formas, por supuesto; la relación sexual sin protección es la principal y, como usted también indicó, el uso de agujas infectadas.

»Hemos identificado ciertas condiciones que son más o menos favorables para la transmisión. Algunas de ellas están relacionadas con el PH de los fluidos del cuerpo en cuestión: fluidos como la sangre o el semen son medios ambientes buenos para el virus. Los medios ácidos, como la orina, son menos propicios. El virus no se transmite por el aire, a través del estornudo ni de la tos. Además, parece que no hay indicios de que el virus viva en la saliva. Todavía no sabemos si alguien puede infectarse con sólo exponerse una vez al virus, pero el sentido común sugiere que mientras más se exponga una persona al virus bajo condiciones en que éste pueda sobrevivir, más oportunidades existen para la transmisión».

«Entonces, ¿mis hijos no pueden contagiarse?».

«La mayoría de los niños que son positivos al VIH contraen el virus en el útero de la madre o en el momento de nacer de una madre que es positiva al VIH. Claro, los niños, como todo el mundo, se ponen en situación de riesgo si se exponen a agujas infectadas o a productos sanguíneos, o si tienen relaciones sexuales con una persona que tenga el virus.

«Las precauciones que sugiero para su hogar consisten en guardar cuidadosamente los objetos que usted usa para afeitarse. Tenga un cuidado especial con las heridas abiertas. Y no puedo enfatizar lo bastante que inste a su esposa a que se haga la prueba inmediatamente, de manera que también podamos cuidar la salud de ella y determinar si el virus se ha transmitido a uno de sus hijos».

Marcos se mantuvo en silencio un rato, mientras trataba de procesar toda esta información. Finalmente, miró al doctor. «¿Y mi esposa?», preguntó calmadamente.

«Es absolutamente necesario que ella se haga la prueba. Y también cualquier persona con la que usted haya tenido relaciones sexuales en los últimos años».

Marcos clavó la mirada en el piso. «Pero, ella puede contraerlo?».

«Existen tres posibilidades. Como ya lo sabe ahora, usted tomará todas las precauciones para que ella no contraiga el virus. La segunda posibilidad es que ella ya lo haya adquirido de usted. La tercera es que usted lo haya contraído de ella».

Al notar la súbita mirada iracunda de Marcos, el doctor hizo una breve pausa y desvió la mirada. «Sea como sea», continuó, «lo mejor para ella es que se someta a la prueba inmediatamente. Antes de irse, si lo desea usted puede separar un turno para ella; le voy a dar un poco más de información para que comparta con ella».

Marcos le dio las gracias al doctor Gabriel. Se sentía un poco raro al agradecerle a alguien que acababa de destruir su vida, pero estrechó la mano del médico y salió del cuarto de examen. No notó los rostros de las personas por cuyo lado pasó mientras salía hacia la calle. Mientras se dirigía a su casa, sólo tenía el rostro de una persona en su mente: su esposa, Delia. Dentro de dos días sería su aniversario de bodas.

No me gusta el VIH, pero ya no le tengo miedo.

He tenido amigos que han muerto de SIDA, pero cada vez más, mis amigos que son positivos al VIH viven con él, no se mueren de él. Van a trabajar, aman a sus familias y a sus amigos y disfrutan de su tiempo en la Tierra. Quiero ser el tipo de amigo que vive la vida con ellos. Cuando necesitan decir que no se sienten bien, quiero poder escucharlos. Cuando se sienten animados y listos para divertirse o para pasarla bien con los demás, quiero poder estar junto a ellos.

Me estoy educando a mí mismo. Sé que no contraes el VIH sólo de ser un amigo, de compartir una comida con alguien, de un abrazo. De hecho, abrazar a un amigo que es positivo al VIH no sólo no te hará daño, sino que probablemente ayudará a que tu amigo se sienta mejor.

Estoy estimulando a mis amigos a que vayan al médico, a que busquen un diagnóstico y a que obtengan tratamiento. Los estimulo a que se abran a aquellas personas que los aman. Los estimulo a que salgan y la pasen bien en sus días buenos, y a que mantengan viva la esperanza en los días que no son tan buenos.

Hay tratamientos. Hay cosas que la gente puede hacer para llevar al máximo su salud y su bienestar. Hay personas que se preocupan por quienes están enfermos. Hay una manera de vivir con el VIH. Hay una respuesta.

—José Luis Rodríguez «El Puma», actor y cantante

El VIH/SIDA puede afectar a cualquiera

Quisiera presentarles un caso de estudio típico de una persona afectada por el VIH/SIDA. Quisiera hacerlo, pero no puedo. No hay casos típicos. En este libro, nuestra familia inventada confronta algunos de los problemas que el VIH/SIDA presenta desde los puntos de vista médico, social, emocional y espiritual. Esperamos ilustrar algunos ejemplos de cómo esta familia extensa pudiera responder de manera positiva. No pretendemos presentar una situación perfecta, sino abrir nuestras mentes y corazones a respuestas al VIH/SIDA más creativas y compasivas de las que vemos actualmente.

VIH son las siglas en español de «virus de inmunodeficiencia humana», lo que significa que si eres humano, eres susceptible a él. La realidad es que más personas —y más tipos de personas— padecen del VIH, y están afectadas por él, que nunca antes.

Una famosa película estadounidense titulada *Philadelphia* cuenta la historia de Andrew Beckett, un exitoso abogado a principios de la década de los ochenta que contrae VIH y desarrolla el SIDA (síndrome de inmunodeficiencia adquirida). La grande y costosa firma de abogados donde Beckett trabaja trata de despedirlo discretamente, a pesar de que su labor había sido excelente en todo sentido. No obstante su popularidad social y profesional, él decide poner en peligro su posición cuando se enfrenta públicamente contra esa injusticia. Beckett gana su juicio, pero al final pierde la batalla contra la enfermedad: desarrolló el SIDA cuando todavía no había tratamientos disponibles. A medida que el virus ataca su sistema inmunológico, se enferma con otros padecimientos contra los que no puede luchar. Pierde peso, se le cae el pelo, se pone flaco y demacrado y finalmente muere al final de la película. Lo que hace de *Philadelphia* una película aún más conmovedora es que se trata de una historia verdadera.

Sin embargo, no hay una película sobre la vida de una joven de San Pedro de Macorís, en la República Dominicana. En su caso, ella no puede contar su historia porque ni siquiera se le permitió saber que había contraído el VIH. Estaba embarazada cuando un hombre que se identificó a sí mismo como su esposo la llevó a un centro de salud comunitaria cerca donde ella vivía. El hombre pidió que le hicieran la prueba del VIH. El resultado fue positivo, y entonces él exigió que se le tratara sin revelarle a ella la causa.

El mismo hombre se negó a hacerse la prueba o a que le dieran tratamiento, pues dijo que él ya sabía que tenía el virus del VIH y que lo estaba tratando un médico en la capital, Santo Domingo. ¿Y qué iba a pasar con la chica de diecinueve años que era su esposa?, le preguntaron los empleados del centro de salud comunitaria. ¿Por qué no la llevaba a su médico privado, que sin duda tendría acceso a mejores tratamientos? Entonces el hombre admitió que la mujer no era en realidad su esposa. Su verdadera esposa vivía con él, también era positiva al VIH y la estaba atendiendo el médico de ambos. Esta joven no era más que la madre de su bebé. Él no quería que el bebé se infectara con el VIH, y por eso necesitaba que le dieran los tratamientos que redujeran el riesgo de transmisión del virus al bebé. No quería que ella se enterara de que tenía el virus del VIH.

Los trabajadores de la salud estaban furiosos y le discutieron que sería incorrecto no hacérselo saber a la mujer. El hombre se puso agresivo con ellos y les dijo que lo que tenían que hacer era ocuparse de su bebé. Los amenazó con tomar acción legal si revelaban a alguien —incluso a la mujer misma— que él tenía el virus del VIH, o que ella también lo tenía. Al principio, algunos empleados estadounidenses no pensaban que el hombre contaba con bases para hacerlo. Exponer a tu pareja a sabiendas al VIH es un delito en los Estados Unidos, donde la ley exige que las personas con quienes se ha mantenido una relación sexual sean informadas en cuestión de semanas luego de haberse descubierto una infección de VIH.

Rápidamente los empleados locales de salud aseguraron a los estadounidenses que las leyes dominicanas era diferentes. Funcionarios de la ley confirmaron que podrían ser encausados por difamación si daban a conocer que el hombre estaba infectado con el VIH. Los trabajadores trataron a la mujer y al feto para prevenir que la infección se extendiera aún más. (Se ha visto que las medicinas que se administran durante el embarazo reducen de manera notable el riesgo de transmisión de la madre al hijo). Lo hicieron apesadumbrados, desesperados por encontrar la forma de darle información a la joven sin ponerla en peligro de que perdiera su único ingreso monetario: el padre de su bebé. Esta situación se hacía aún más dolorosa debido a que se sabía que el hombre ya tenía otra amante, a la que no le había revelado su estado de salud ni la había llevado al médico. No había necesidad de hacerlo, decía, porque ella no estaba embarazada.

Hay muchísimas películas filmadas —pietaje de noticias y videos de servicio público— sobre una multitud de hombres, mujeres y niños anónimos de África, donde ocurrió la primera infección documentada del VIH. Se dice que África es la «zona cero» del SIDA; de las decenas de millones de personas en todo el mundo que han muerto desde que comenzó la epidemia, casi un tercio de esas muertes —aproximadamente veinticinco millones— han ocurrido en el sur de África. En algunas aldeas alrededor de toda esa área, el SIDA ha cobrado las vidas de todos los adultos, y ha hecho que los niños tengan que arreglárselas por sí mismos, así como criar a sus hermanos y hermanas más jóvenes.

Una de estas tragedias consistió en la muerte de los padres de una familia de seis hijos. El hermano mayor, al ver la suerte que corrieron sus padres, tuvo la presencia de ánimo suficiente como para solicitar la ayuda de trabajadores de la salud y pedirles pruebas y tratamientos. Descubrió que estaba infectado con el VIH y que ya el SIDA lo estaba afectando. El tratamiento no le salvó la vida, así que el hermano que le seguía en edad —de nueve años— se convirtió en el cabeza de la familia. Diez años después, ese niño sigue siendo el único padre de cuatro chicos más pequeños. Ahora la familia recibe asistencia de una organización cristiana.

En esos diez años, se ha progresado en el desarrollo de tratamientos, en la prevención del contagio y en brindarles cuidado a las personas que lo necesitan. Todavía queda mucho por hacer, pero hoy día este avance es mucho más esperanzador.

Un problema que están tratando de resolver ahora las personas inteligentes y humanitarias de todo el mundo es que, a pesar de toda la información y los tratamientos disponibles que hay hoy día, de la tercera parte hasta la mitad de la gente tiene el VIH ni siquiera lo sabe. En las comunidades de bajos recursos en todo los Estados Unidos, del 35 al 40 por ciento de las personas que deberían someterse a una prueba, no lo han hecho. En los países del Tercer Mundo, más de la mitad de quienes tienen el virus de VIH siguen sin saberlo. Y entre las personas que conocen su situación de salud, muy pocos reciben una atención completa.

En Esperanza USA y los grupos con los que trabajamos, estamos tratando de cooperar. En 1987 apoyamos el establecimiento de una clínica de salud de servicios completos en los barrios pobres de Philadelphia. Los servicios de la clínica incluyen pruebas de VIH, orientación y atención continuada. También nos hemos asociado a Sembrando Flores, fundado y dirigido por Nancy Rivera en Miami, y a Bruised Reed, fundado y dirigido por la Reverenda Rosa Caraballo en la ciudad de Nueva York y Access Caribe en la República Dominicana. Estos grupos religiosos han tomado la responsabilidad de responder a las necesidades en general de una persona: ayuda con sus ingresos, vivienda, orientación y apoyo familiar, y atención en los momentos finales de la vida. También han manifestado de manera evidente que todos son bienvenidos, ya que reciben con brazos abiertos a aquellas personas que tienen que lidiar con la presencia del VIH/SIDA en su familia. Hoy día, Esperanza USA se dedica a proveer los medios que educarán a nuestra comunidad hispana —así como a todas las demás— acerca de esta epidemia. Con ese fin, hemos producido recursos cinematográficos, musicales y escritos que pueden ayudarte a aprender más acerca de www.esperanza.us.

El antiguo director médico de la Clínica de Salud Esperanza de Philadelphia —el especialista en enfermedades infecciosas Dr. Ramón Gadea—, ha fundado Access Caribe, a través de la cual él, compañeros de la profesión médica y voluntarios están trabajando para establecer clínicas que ofrezcan atención al VIH en la República Dominicana. Ellos también han descubierto que a veces la mejor manera de atender a las personas con VIH es ofrecerles asistencia en una amplia gama de necesidades. Cuidado prenatal y de maternidad, o visitas comunitarias para brindar atención de salud y chequeos médicos para detección precoz, son sólo algunos ejemplos de las formas en que Access Caribe ha podido llegar a personas que, de otra manera, no habrían consultado a un médico.

No existe un caso «típico» de VIH/SIDA. Por lo tanto, no hay una respuesta típica al VIH/SIDA. Quienes reciben el diagnóstico pasan por etapas de gran sufrimiento —*shock* y negación, ira, negociación, depresión y aceptación—, y también lo hacen las personas que los quieren. Sin embargo, como ya hemos dicho y seguiremos diciendo, un resultado positivo de la prueba del VIH *no* es una sentencia de muerte. Aún queda vida por vivir, y hay que decidir qué amigos y familiares uno incluye en su círculo de apoyo.

El doctor Gadea ha comentado que, con los adelantos realizados en la investigación, a veces el aspecto médico de cuidar a alguien con VIH/SIDA es la parte más sencilla. Pero también ha observado que en la comunidad hispana, cuando la gente ha logrado penetrar la gruesa y alta barrera de secreto y le cuentan a las personas en quienes confían qué les está pasando, surgen otros valores positivos de nuestra cultura: lazos familiares, un sentido de comunidad y valores espirituales profundos y duraderos.

En estos momentos las cifras son desalentadoras para la comunidad hispana. Casi un cuarto de los nuevos casos pediátricos diagnosticados con SIDA son niños hispanos. El SIDA se ha convertido en la cuarta causa de muerte entre las mujeres hispanas de menos de cincuenta años, y la segunda causa de muerte entre los hombres hispanos del mismo grupo de edad.

Pero nuestra comunidad puede superar esto. La labor de Nancy Rivera, de la Reverenda Rosa Caraballo y del Dr. Ramón Gadea ilustra este hecho. En el apéndice de este libro, encontrarás una lista de muchas más organizaciones que trabajan con los hispanos para disminuir la propagación del VIH/SIDA.

Cifras recientes muestran que hay 750.000 huérfanos del SIDA en América Latina. En su mayoría, estos niños viven ahora con vecinos o miembros lejanos de la familia, lo que indica que hasta ahora no se ha producido en América Latina un movimiento en gran escala para abrir orfanatos para niños que quedan huérfanos a causa del SIDA. Hagamos nuestra parte —mientras podamos— para asegurarnos de que nunca habrá necesidad de hacerlo.

SEGUNDA PARTE

Una familia en apuros

El doctor Gabriel había dicho que debería decírselo enseguida a su esposa. Ella tenía derecho a saberlo.

En la oficina aquello le había parecido lógico, pero frente a la puerta de su casa, sintió temor de nuevo. Tal vez ella no estaba en casa. Tal vez él podría tomarse unos minutos, entrar, quitarse los zapatos, sentarse y ver la televisión durante un rato.

No había acabado de entrar en el dormitorio para cambiarse de ropa, cuando oyó que Delia llegaba a la casa.

«Hola, cariño, llegaste temprano», dijo ella mientras lo miraba con extrañeza y le daba un beso en la mejilla.

Jamás había tenido tanto miedo en su vida. Acabó de colgar su ropa de trabajo en el perchero que estaba detrás de la puerta del dormitorio y entonces se volvió hacia ella. Nunca había podido ocultar bien sus sentimientos, y supo, al ver la mirada en el rostro de Delia, incluso antes de que él dijera algo, que ella sabía que algo andaba mal.

«Marcos, ¿qué pasa? ¿Cuál es el problema? ¿Por qué llegaste a casa antes de tiempo? ¿Por qué estás tan callado? ¿Qué sucedió?».

«Delia… Mami». Las palabras se le quedaron trabadas en la garganta. «Tengo que decirte algo».

Llevaba horas sentada en el clóset. «Necesito estar sola. Necesito pensar», dijo ella. «¿Qué hiciste?», le había gritado en un momento determinado. «¿Qué hiciste? ¿Qué porquería?».

«Delia, *baby*, por favor…».

«Marcos, ¡vete abajo!», le gritó. «¡Sal de aquí! No puedo hablar contigo ahora. Sé que voy a tener que hablar contigo, pero no ahora. Mañana. Vete. ¡Ay, Señor!».

Fue una noche larga. Marcos les había dicho a los niños que se prepararan algo de comer y que luego vinieran a darle un beso antes de irse a dormir. Mami no se sentía bien, dijo. Él iba a estar despierto un rato, para darle a Mami la oportunidad de descansar un poco, y luego iba a ver cómo seguía.

Se acostó en el sofá y se puso a ver televisión. Dormitó un poco mientras el ruido de los publirreportajes se oía en el fondo. Se despertó y recobró su energía a eso de las cuatro de la mañana, así que subió el volumen ligeramente.

«Esta aldea de África», decía la actriz rubia en la pantalla, «fue una vez un próspero sitio de cazadores, recolectores y cooperativas campesinas. Hoy día es una devastada comunidad de hogares encabezados por niños que a duras penas se ganan la vida. Aún sobreviven algunos de los ancianos más débiles. El VIH/SIDA, el azote del África subsahariana, cobra vidas y deja familias devastadas, solas, sin ningún adulto que se ocupe de ellas. África es la zona cero de la epidemia universal que es el VIH/SIDA. Pero, gracias a Dios, hay esperanza…».

De repente, Marcos se dio cuenta de que tenía lágrimas en los ojos. Decidió dejarlas correr. Tenía sentido que llorara por el mundo, que llorara por sí mismo. ¿De dónde vino esta enfermedad? ¿Es que nadie podía detenerla?

«¿Por qué, Dios?», preguntó en voz alta. «¿Por qué yo? ¡Es injusto!».

Lloró hasta que se sintió exhausto y cayó rendido de sueño hasta justo antes de que saliera el sol.

Hacía tres días que Delia no le hablaba. Él veía que ella dejaba preparadas las meriendas para los niños para cuando éstos llegaran de la escuela. Pero no cocinaba ni servía cena; de hecho, si él estaba en casa, ella ni siquiera salía del dormitorio.

Marcos compraba comida cuando regresaba a la casa desde el trabajo. «Mami todavía no se siente bien. Tiene que descansar», era todo lo que le decía a los niños. Por fin, su cuñada le sugirió: «Tráe los niños a mi casa durante unos días. Debes darle más tiempo a ella para que pueda asimilar la situación, Marcos. Es una noticia tremenda, ¿sabes?».

Cuando los niños se fueron, Delia también se marchó. Fue a quedarse con una amiga que vivía cerca de su trabajo. Al menos eso fue lo que él se imaginó al leer los garabatos que ella había hecho en la libretita de anotaciones próxima al teléfono de la cocina.

Marcos se quedó solo. Para él era agradable estar a solas cuando sabía que todos iban a regresar pronto, talvez de un partido o del supermercado, donde a veces se detenían luego que Delia se encontraba con los chicos en la parada del autobús cuando iba de regreso a casa.

Toda la vida ella había trabajado muchísimo. Había deseado tener más hijos de los que ya tenían, pero Marcos estaba seguro de que no podrían costearlo. Él también había trabajado muy duro, y había deseado que su familia pudiera por lo menos vivir mejor de lo que ya habían vivido sus padres. Se habían acercado un poco a sus sueños, y en un par de años más podrían comprar una casita. En los últimos tiempos, Delia hasta se había permitido fantasear un poco: él la había sorprendido cuando miraba anuncios de muebles en los periódicos y hacía dibujitos que coloreaba con los crayones de los niños.

No había razón para no llorar. Nadie iba a verlo. Se recostó contra la pared de la cocina, cerca del teléfono, y sollozó. Se le doblaron las rodillas, se dejó caer en el piso de la cocina y lloró. «Dios mío, por favor», suplicó, «haré cualquier cosa. Por favor, cambia esto».

Durante horas Marcos no se movió. Se hizo de noche y pronto la única luz en la cocina provenía de la bombillita nocturna enchufada en el tomacorriente cercano a la estufa. Se acurrucó en el piso y se quedó dormido.

Es cierto que en América Latina no hay una crisis de SIDA como la que hemos visto en África. Pero no es cierto que el mundo latino-americano no tenga un problema de SIDA.

Tenemos una oportunidad para ganar esta batalla, pero actualmente estamos jugando solamente para conseguir un empate. ¿Por qué? Pues porque, según indican las encuestas, a los latinos no nos gusta hablar del VIH/SIDA.

A nadie le gusta hablar del SIDA, pero con una población de 1.7 millones de personas que tienen el virus del VIH en América Latina, casi 100.000 muertes el año pasado y una tasa de infección creciente entre las mujeres y los niños latinos en los Estados Unidos, hay mucho de qué hablar.

Ya hay más de 350.000 huérfanos por culpa del SIDA en las Américas; sólo en la República Dominicana hay 50.000. Ojalá que no veamos más.

Hay tantas cosas ahora a nuestra disposición: nuevas medicinas, pruebas más precisas, proyectos de salud comunitarios y mejor información. Tenemos una oportunidad para derrotar la enfermedad en nuestras comunidades en todo los Estados Unidos y América Latina. Pero primero tenemos que hablar.

Hay una respuesta.

—Ricardo Montaner, cantante

El alcance mundial del VIH/SIDA

Sólo un continente en el mundo no tiene problemas de SIDA: Antártida. Mientras, África, donde se cree que ocurrió la primera infección humana, ha tenido la mayor cantidad de muertes, las tasas mayores de infección y algunos de los más complicados problemas sociales que resolver. Los africanos de la parte sur del continente aún componen la tercera parte de los casos de SIDA del mundo, aunque las más recientes estadísticas de las Naciones Unidas muestran un alentador progreso en la naciones de Kenya, Uganda y Lesotho, donde se han hecho grandes adelantos en la prevención y la contención.

Actualmente, el segundo lugar entre las regiones más afectadas con el SIDA podría ocuparlo tanto la India como el Caribe. Quienes observan la pandemia mundial constantemente predicen que la India y sus regiones vecinas podrían finalmente ocupar ese sitio debido únicamente al número de infecciones y muertes. En estos momentos, sin embargo, las naciones de la cuenca del Caribe ocupan, con mucho, el primer lugar, tanto en términos del porcentaje de la población afectada como del ritmo en que ocurre la infección. Las más recientes cifras de las Naciones Unidas son esperanzadoras: si bien los porcentajes de personas infectadas siguen siendo elevados, el Caribe es la única área en el mundo donde la incidencia del VIH/SIDA no aumentó el año pasado.

Los nuevos sitios conflictivos

La península india se ilumina intermitentemente y sin cesar en las pantallas de radar de quienes vigilan el recorrido de la pandemia del SIDA. Una de las medidas que estos observadores del SIDA usan se basa en el porcentaje de la población que es positiva al VIH. La India aún está por debajo del 1 por ciento en cuanto a la cantidad de personas afectadas. Sin embargo, otra medida utilizada se basa en el número real de personas que son positivas al VIH, tienen SIDA o han muerto a causa del SIDA. Estas cifras respecto a la India y las regiones vecinas se están acercando a niveles que sólo se habían visto anteriormente en África, cuando la crisis empezaba a surgir en ese continente.

Hasta el presente, seis estados de la India han traspasado la barrera del 1 por ciento. Más del 1 por ciento de la población de esos estados es positiva al VIH. Cuando el 1 por ciento o más de las personas de un país o una región está infectado, se considera que hay una epidemia en esa área.

Los observadores del SIDA se preocupan por estas áreas de la India y también por áreas cercanas a Bangladesh o Pakistán debido a que, igual que las áreas en crisis por toda África, estas regiones tienen otros problemas sociales que enfrentar: pobreza, mala sanidad pública y limitación de recursos de salud y de nutrición. A diferencia de África, la densidad de la población es elevada en todas las regiones. La historia y el sentido común nos enseñan que es aún más difícil contener la expansión de una enfermedad infecciosa —incluso si no se transmite por el aire— cuando una gran cantidad de personas viven hacinadas a lo largo de una región empobrecida.

El Caribe es una preocupación aún mayor para los observadores del SIDA. Si bien se producían aproximadamente mil muertes al día en el 2004, esa cifra bajó a cerca de 24.000 en todo el 2005. Estas cifras no parecen altas comparadas con las del África subsahariana, pero se trata de un conjunto de naciones relativamente pequeñas. El SIDA se ha apoderado rápidamente de varios de estos países. Recuerda, cuando más del 1 por ciento de la población ha contraído el virus, se declara una epidemia. La tasa en las naciones caribeñas era de entre el 1 y el 4 por ciento de infección de la población adulta para fines de 2005.

En promedio, la cifras de hombres y mujeres que están infectados son iguales, pero en algunos sitios se ve una tasa de infección mayor entre las mujeres que entre los hombres. Se han hecho urgentes y enormes esfuerzos para llegar a las embarazadas, mientras los funcionarios del cuidado de la salud observaban que las tasas de infección entre estas mujeres ascendían de un 3 a un 5 por ciento. Parece que en las áreas más preocupantes —Haití y la República Dominicana— se ha logrado controlar un poco estas cifras. Alrededor de un 1.4 por ciento de las mujeres embarazadas de la República Dominicana son positivas al VIH, mientras que el porcentaje de mujeres en Haití que dieron pruebas positivas se rebajó a la mitad: de 6 por ciento a 3 por ciento. A pesar de eso, estas cifras son aún demasiado altas.

Otro problema incipiente en lo que se refiere a la atención al VIH/SIDA en el Caribe es que no se mantendrá limitado a esas regiones. Los centros urbanos de América del Norte tienen lazos comunitarios con casi todas las naciones de la cuenca del Caribe y existe un intercambio habitual entre esas dos áreas. Por cada nación del Caribe, hay un barrio en Nueva York. En el año 2000, el Departamento de Salud de la Ciudad de Nueva York informó que entre los inmigrantes que llegaban a vivir en la ciudad y que estaban infectados con el VIH, un 46 por ciento provenía de la región del Caribe, con un 27 por ciento adicional que venía de América Latina. En caso de que alguien no lo sepa, en Nueva York hay también una inmensa cantidad de inmigrantes del resto del mundo, pero los de Europa Oriental, el Lejano Oriente, África y otras regiones ni siquiera igualaban el total de inmigrantes hispanos positivos al VIH.

Otras ciudades —entre ellas, Philadelphia, Jersey City y Miami— tiene enlaces directos con todos los problemas que surgen en esos países, incluido, y tal vez más que todo, el VIH/SIDA. Como observó el doctor Gadea, que trabaja tanto en los Estados Unidos como en el Caribe: «Todos somos parte de la misma comunidad».

Si pensamos que la sutileza en el enfoque, la información y el cuidado médico avanzado constituyen la mejor respuesta al VIH/SIDA, nos equivocamos: San Juan, Nueva York y Los Angeles —a pesar de tener servicios e información disponibles para toda la gente— están siempre en los primeros lugares entre las ciudades más importantes de Norteamérica en cuanto a la infección de SIDA.

China y el sureste de Asia —que confrontan un enorme y creciente problema de SIDA— son otras de las regiones que van situándose en esa categoría a pasos apresurados. Rusia y las naciones bálticas enfrentan la doble amenaza del SIDA y un extendido brote de tuberculosis. La fuerza laboral en esta hambreada región de Europa Oriental está devastada hasta tal punto que los negocios y las industrias han unido esfuerzos con los funcionarios de salud y las organizaciones de servicio para encontrar una manera de detener la propagación del VIH/SIDA.

Norteamérica —donde se descubrió y se documentó por primera vez el virus que causa el SIDA— ha tenido éxitos en la administración de tratamientos, en contener la infección y en propagar el mensaje acerca de la prevención. Sin embargo, incluso con todos los recursos disponibles y todos los éxitos logrados, demasiadas personas siguen sin recibir tratamiento, no entienden la prevención y continúan manteniendo un comportamiento sexual riesgoso, sin tener en cuenta los verdaderos peligros que representa el VIH/SIDA.

Brasil tenía la dudosa distinción de poseer un tercio de toda la población con VIH de América Latina. Pero hay que reconocerle que se le ha llamado un «modelo entre los países en desarrollo» en cuanto a implementar programas de tratamiento. Debido a que, según se ha informado, el país ha podido suministrar medicamentos antirretrovirales a casi todo el que lo necesita y lo desea, la expectativa de vida de los pacientes de SIDA en ese país ha aumentado de cinco meses a cinco años. Además, Brasil pudo lograr una marcada reducción de la infección entre la gente que usa droga intravenosa, gracias a los esfuerzos por proporcionar agujas limpias, lo cual se ha popularizado en varios países europeos. Por desgracia, Brasil se asemeja a otras naciones en las que la epidemia comenzó entre los hombres y ha pasado a la población femenina, cuya tasa de infección sigue creciendo.

En comparación con el resto del mundo, el mejor cuidado de salud para las personas que conocen que están infectadas con el VIH se brinda en los Estados Unidos. Hace años, la organización temprana ayudó a establecer modelos de entrega de servicios e información. Estados Unidos estaba a la cabeza de la investigación del SIDA, y fue aquí donde los científicos documentaron por primera vez que el VIH era la causa del SIDA. Si hubiese sido sólo cuestión de obtener un diagnóstico y proporcionar cuidado médico, en los Estados Unidos se sufriría menos de lo que se sufre en este sentido. Me duele ver esas tasas de aumento creciente de la infección entre hispanos, afroamericanos y mujeres y niños.

La nación de Uganda se considera un modelo de éxito en la generalización de pruebas en todo el país, la educación pública y la administración de tratamiento. En segundo lugar, Kenya y Lesotho han mostrado progreso en la contención de la propagación y en la ampliación de los tratamientos disponibles.

Uganda ha tenido éxito en terrenos donde otras naciones aún enfrentan problemas. Para comenzar, en todo el país se habla del VIH/SIDA. Nadie vacila en decir lo que piensa, ya que los ugandeños rompieron la barrera del silencio hace mucho tiempo. A diferencia de muchos países vecinos, ellos aceptaron la ayuda y los fondos extranjeros, y permitieron que sus instituciones existentes se convirtieran en foros de discusión y educación acerca de la prevención y el tratamiento del SIDA.

A partir de lo que ha sucedido allí, podemos tener una idea

acerca de qué tipos de preocupaciones de salud se presentarán en el futuro a medida que aumentan la comprensión y la acción en otras partes del mundo. Uganda se concentra actualmente en prestar atención de salud a la multitud de personas que ya ha sido identificada como positiva al VIH. La exitosa campaña de salud pública significa que ahora más personas conocen su estado de salud y, se supone, se cuidarán más, no sólo por ellos mismos, sino también para no convertirse en medios de continuar propagando el virus. Todas estas son noticias excelentes en un mundo donde se ha luchado internacionalmente para que se reconozca que existe un problema y se permita que las agencias de servicio lo enfrenten públicamente. Pero esto acarrea otro tipo de problema: llevar el cuidado de salud a todo el que lo solicita.

He viajado por África y puedo asegurarte que cualquier descripción de sufrimiento que hayas visto en las noticias, o en los publirreportajes televisivos tarde en la noche o a través de una organización humanitaria o iglesia con la que mantengas contacto, no es nada exagerada. Lo que más daña la lucha contra el VIH/SIDA es la ignorancia respecto a él. Me contaron numerosas historias de violaciones a chicas jóvenes debido al mito de que tener una relación sexual con una virgen podría curar el SIDA. Por supuesto que no, pero esto ha destruido las vidas de muchas jóvenes e, irónicamente, ha contribuido a la propagación de la enfermedad. Por todo el mundo se promueven remedios falsos. Ya sabemos que la información acertada, diseminada de forma clara y considerada, es crucial para la salud y la seguridad.

En África también hemos aprendido que cuando el mundo coopera podemos lograr cambios asombrosos. No cesan de darme esperanzas y de inspirarme las historias de personas ricas y exitosas que ponen a un lado las ventajas de las vidas que han creado para irse a África a establecer centros de ayuda. También me inspira el trabajo que realizan en el terreno día a día personas que no son celebridades y cuyas historias tal vez nunca se conozcan, pero que están logrando cambios verdaderos y positivos en este planeta.

Algunas realidades que nos hace pensar

El acto sexual homosexual sigue siendo uno de los medios más comunes y eficientes para transmitir el SIDA. Pero no es, ni nunca fue, el *único* medio de transmisión. Las agujas infectadas y la relación sexual entre hombres y mujeres son las otras dos formas principales de propagación del VIH. En algunas regiones del mundo, incluso en sitios donde el SIDA se ha manifestado desde hace mucho tiempo, la gente aún no conoce estos datos básicos.

En partes de África, encuestas que se han realizado con mujeres entre los quince y los veinticuatro años de edad muestran que no saben cómo se transmite el SIDA, y por lo tanto no pudieron tomar en cuenta la prevención de SIDA al tomar ciertas decisiones en sus vidas. Las mujeres constituyen ahora el 57 por ciento de todas las infecciones de VIH en África.

Un estudio encargado por Esperanza USA mostró que muchos ministros y trabajadores eclesiásticos hispanos todavía tienen la idea equivocada acerca de que el SIDA se transmite solamente por contacto sexual entre homosexuales, y que quienes no realizan esa actividad no son susceptibles a la enfermedad.

En el mundo hispano —América Latina, el Caribe y los Estados Unidos— la tasa de infección femenina de VIH está aumentando, sobre todo a través del contacto sexual entre hombres y mujeres. Las mujeres caribeñas infectadas han alcanzado actualmente el mismo nivel de los hombres infectados, ya que constituyen el 49 por ciento de los adultos con VIH en esa región. En América Latina ese porcentaje es más bajo, pero aumenta, y actualmente está al nivel del 36 por ciento. En los Estados Unidos las mujeres representan el 25 por ciento de los adultos infectados con el VIH. Las mujeres hispanas, igual que los hombres hispanos y los niños, están afectadas en mayor proporción que la población general. La tasa de casos de SIDA entre las hispanas es más de cinco veces que la de las mujeres anglojonas, de acuerdo a la Asociación Nacional de Personas con SIDA.

La prostitución que presta servicio a los turistas fue lo que llevó por primera vez el virus al Lejano Oriente y a partes del Caribe. Esta «industria» sigue prosperando. La respuesta que generalmente se propone en esas áreas donde las dificultades económicas impulsan la disponibilidad continua de sexo por dinero, es promover el pedido y la distribución de condones. Un informe de la Organización Mundial de la Salud señaló que la «venta de condones» es un indicio del éxito en la lucha contra el SIDA en Barbados y en el Caribe. Es cierto —quieran o no oírlo mis colegas de la Iglesia— que los condones sí reducen el riesgo de transmisión del VIH. Pero también es cierto —estén de acuerdo o no mis asociados en los terrenos de política pública y servicios sociales— que lo que funciona mejor es abstenerse de tener relaciones sexuales fuera de una relación saludable y comprometida.

En algunas regiones del mundo —el sur y el sureste de Asia, así como en partes de las naciones bálticas, América Latina y África— existe un gran volumen de lo que se llama oficialmente «tráfico de niños». Parte de esto se refiere al envío forzado de niños para que realicen trabajos domésticos o industriales mal pagados. Estos niños están en peligro de sufrir todo tipo de tragedias. La tragedia especial del SIDA, sin embargo, está reservada para los niños obligados a trabajar en el «negocio» del sexo.

Una estadística revelada por un grupo de defensa que trabaja en la India dice que, además del trauma, la pobreza, el abandono y el abuso que han sufrido, el 70 por ciento de las niñas y las jovencitas rescatadas de este tipo de esclavitud estaban infectadas con el VIH. Las personas que son obligadas a ejercer la prostitución no tienen el poder de exigir a sus clientes que usen condones o que sus «empleadores» les ofrezcan la protección de microbicidas que, cuando se aplican antes del coito, pueden por lo menos reducir el riesgo de la transmisión del VIH. En algunas partes del sureste de Asia, los niños varones tienen también un riesgo elevado debido a la demanda especial de niños prostitutos por parte de los visitantes a esa región.

Un informe de las Naciones Unidas estima que 1.2 millones de niños son vendidos para realizar trabajo esclavo, aunque es difícil obtener las cantidades precisas. Lógicamente, los países no se sienten orgullosos de estas cifras demográficas y las personas que dirigen ese tipo de operaciones mantienen su industria funcionando mediante violentas tácticas *gangsteriles* aplicadas a quienes traten de interferir. Gran parte de lo que se sabe de esta situación proviene de informes de trabajadores de ayuda y misioneros que laboran en el terreno, en secreto y poniendo sus vidas en peligro con tal de alimentar y curar a estos niños y hacer que se inicien en una vida donde puedan ganarse su subsistencia.

Sabemos que en Norteamérica hay segmentos enteros de adolescentes y veinteañeros que no toman la amenaza del VIH/SIDA tan en serio como debieran, y por tanto toman riesgos de salud que podrían ser fatales para ellos mismos o para otra persona. Estos jovencitos han crecido en un mundo que está familiarizado con el SIDA y han recibido información en un estilo que, según quienes abogan por él, consideran apropiado a la cultura juvenil. Sin embargo, los jóvenes no han hecho caso y han adoptado una actitud de «no me importa» acerca de una enfermedad que hace sólo una generación aterrorizó al país.

Vivimos en un mundo con VIH/SIDA. El no pensar en eso no

hará que desaparezca, ni evitará que el virus se propague. De hecho, las encuestas muestran que no pensar en eso constituye una de las causas por las que el virus se propaga. Lo que no sabes *puede* dañarte, y puede dañar a otra persona. He aquí un hecho positivo: con tantas personas afectadas en tantas regiones, cada uno de nosotros cuenta actualmente con muchísimas opciones acerca de cómo responder de una manera proactiva. Realmente, la única alternativa que no tenemos es vivir en un mundo donde no exista el VIH/SIDA… a menos que queramos mudarnos a la Antártida.

TERCERA PARTE

Para enfrentarse al problema

Durante un minuto, no supo dónde estaba. Se sentía rígido, frío y un poco confuso. El teléfono sonaba. Al darse cuenta de que eso era lo que lo había despertado, y que el sonido provenía de encima de su cabeza, se sentó, puso una mano contra la pared y se empujó lentamente hasta incorporarse. Antes de que alcanzara el teléfono, ya la máquina contestadora había echado a andar.

«Marcos», dijo una voz femenina. «Marcos, es Lisa».

No respondió de inmediato. No estaba seguro de que estuviera en condiciones de hablar con nadie en ese momento preciso, sobre todo con la mejor amiga de su mujer.

«Quería hablar contigo en persona, pero…». Hizo una pausa. «Escucha, Marcos, Delia me pidió que te llamara. Quiere verte,

Marcos, pero no en la casa. Quiere verte donde nadie los interrumpa o se meta en la conversación. Pero quiere que yo esté presente. Yo le dije que sí, pero que hay que contar también contigo para eso. Déjame saber lo que piensas, Marcos. Lo que sí sé es que ustedes tienen que hablar. Haré lo que sea para ayudarlos. Llámame, ¿quieres? Dee dice que pueden encontrarse en el lugar salvadoreño que tú conoces».

Se detuvo de nuevo. Esta vez Marcos escuchó que alguien hablaba en el fondo.

«Ella dice que le debes una por olvidarte de su aniversario».

Se sintió raro, pero sonrió. Casi dejó caer el auricular al descolgar el teléfono.

«Lisa, es Marcos». Su voz se oía ligeramente áspera y no sentía que tenía un control total de ella. «Acabo de oír tu mensaje. Voy a encontrarme con ella. Tú puedes venir también, si eso la hace sentir mejor. Gracias, Lisa».

Marcos se cambió de ropa tres veces, pero por mucho que se vistiera, no le gustaba cómo se veía. La falta de sueño, la comida chatarra y la preocupación le asomaban al rostro. Lo mejor que podía hacer era echarse un poco de la colonia favorita de Delia y esperar que ella no se riera de él.

El restaurante estaba lo bastante cerca como para ir a pie. El aire y el ejercicio tal vez le calmarían los nervios. ¿Por qué se sentía tan tenso como si fuera su primera cita romántica? No era divertido como en aquella ocasión, pero era igual de intimidante. Estaba a punto de tener que arreglárselas para ver cómo podía regresar a la vida de esa mujer, esa mujer con la que había estado durante quince años.

Ellas no estaban allí cuando él llegó. No sabía si escoger una mesa para dos o tres. O uno. ¿Y si ella cambiaba de parecer y no venía?

La anfitriona se le acercó y comenzó a hablarle, pero la única voz que él escuchó fue la de su esposa, que estaba ahora detrás de él. «Hola, Marcos. Felicidades atrasadas por el aniversario».

Él quería agarrarla y apretarla y no dejarla ir nunca. En vez de eso, sólo le tocó la cara y dijo: «Gracias. Para ti también».

«¿Mesa para tres?», preguntó la anfitriona.

«Sí», respondió Delia mientras Lisa se adelantó detrás de ella.

Se sabían el menú, así que ordenaron rápidamente. Era agradable hacer algo placentero, conocido y fácil. Delia hasta sonreía un poco. Ninguno dijo mucho, como no fueran comentarios amables sobre la comida y algunas novedades del trabajo. No mencionaron a los niños en absoluto.

Pidieron café. Los dos sabían que podían quedarse en la mesa hasta que el lugar cerrara, así que esperaron a terminar el postre para comenzar a hablar.

Delia fue la primera. Habló suave y firmemente. «Fui al médico. Sé que pensaste que no te oí decir que yo tenía que hacerme la prueba, pero sí te oí. Lo dijiste una y otra vez, ¿cómo no iba a oírte? Así que lo hice».

Marcos se paralizó. El ruido que hacían los platos y cubiertos mientras los recogían y los ponían sobre las mesas, y el rumor de las conversaciones por todo el restaurante, se fundían en un zumbido continuo que resonaba fuertemente en su cabeza. No podía pensar, mucho menos hablar, por lo que esperó a que ella continuara.

«Fui al médico, me hice la prueba y hablé con una consejera. No lo tengo, Marcos. Sé que tendré que volver para repetir la prueba, pero este análisis dio negativo. Quería que Lisa estuviera aquí esta noche cuando te lo dijera porque fue ella la que me obligó a ir, cariño. Ella me hizo ir al médico. Yo no iba a ir... Ya no quería más malas noticias, ¿entiendes? Pero Lisa me dijo: 'Noticias son noticias. No son buenas ni malas. Es sólo información con la que hay que trabajar'. Bueno, creo que se equivocaba un poco en eso. Pero estoy feliz con los resultados de la prueba…».

«Y yo también, mi amor. Yo también», la interrumpió Marcos.

«Naturalmente, nuestros problemas están lejos de haber terminado. Sólo que ahora tenemos una idea más clara de cuáles son. La consejera fue bastante directa: tú y yo tendremos que planear muy detalladamente nuestro matrimonio, ¿me entiendes? Es decir, tengo la intención de seguir siendo tu esposa, pero también tengo la intención de seguir viva lo bastante como para ser también la madre de mis hijos».

«Delia, yo voy a hacer lo que tú digas. Lo que tú quieras, mi vida. Estoy tan contento de que no estés enferma…».

«Marcos, eso no es lo que necesito de ti ahora», lo interrumpió ella. «Necesito que te ocupes por lo menos de la mitad de este asunto. Tú eres quien va a tener que estar en contacto directo con los médicos y las enfermeras. Vas a tener que mantenerte al corriente de lo que está bien y lo que no está bien, y no dejar en mis manos toda la responsabilidad para no arriesgar nuestra salud.

»La consejera me dijo que regresara a verla cuando quisiera, pero tú y yo sabemos que eso no siempre va a ser factible. Ahora tenemos información y tenemos que usarla. Tenemos que proteger a los niños, y el uno al otro. Los dos tenemos familias extensas, empleos, la iglesia. Tenemos que decidir quién necesita saberlo y quién no. Algo hay que decirles a los niños, pero no sé qué cosa ni cuándo. También tenemos que hacer planes de emergencia, en caso de que tengamos dificultades cuando tú no puedas trabajar».

Delia se detuvo un momento, y luego miró a su marido directamente a los ojos. «En realidad, hay muchísimo que hacer, así que si piensas que voy a regresar a la casa nada más que para pasarte la mano por la cabeza y decirte, 'Ay, pobrecito, pobrecito', estás *muy* equivocado».

«Pero, ¿*vas* a regresar a casa?», preguntó Marcos, tratando de no darle alas a sus esperanzas.

«Quiero hacerlo. Quiero que los niños regresen y que, en lo posible, nosotros volvamos a llevar la vida de antes. Creo que es lo mejor para los dos. Pero tenemos que ser inteligentes, prácticos y disciplinados. La consejera me dijo que me preparara para sentirme enojada súbitamente sin razón aparente. Dijo que cualquier cosa con la que no quiero enfrentarme mentalmente ahora, podría manifestarse de repente... que tal vez me enfurezca contigo por enfermarte o cuando me ponga a pensar en las maneras en que te puedes haber enfermado.

»Sé que ninguno de los dos hemos vivido una vida perfecta», continuó, «pero tendré que saber cómo y por qué sucedió esto. La consejera me advirtió que al pensar en cómo tú has puesto sobre mis hombros la posibilidad de tener que criar sola a mis hijos, eso me haría aislarme de ti. Por supuesto, me recomendó que actuara con amor y compasión y todo eso. Pero también me dijo que no nos convenía comportarnos constantemente como si no hubiese problemas. En fin, estoy hablando demasiado y tú no has dicho palabra. ¿Qué piensas *tú*?».

Marcos sólo dijo lo único que había querido decir desde que lo diagnosticaron con VIH. «Te amo, mi vida. Estoy tan arrepentido. Yo quería todo lo bueno para nosotros».

«Ay, Marcos, si nuestro destino son las cosas buenas, vamos a conseguirlas por otro camino».

«El SIDA realmente daba terror en los años ochenta. Oye, qué bueno que ya se acabó».

«El SIDA es un problema muy serio… en África».

«Hay que ser gay o inyectarse drogas para contagiarse con el SIDA, por eso no me preocupo».

«No me siento enfermo. ¿Por qué debería hacerme una prueba de SIDA?».

Me agrada que hoy día podamos mencionar el VIH/SIDA en público sin provocar pánico o histeria. Pero ahora que hablamos de eso, es necesario que tengamos las cosas bien claras, porque la gente tiene ideas que no tienen sentido. Luego de sólo veintitantos años de investigaciones acertadas, es comprensible que todavía no lo entendamos todo.

Para que todos estemos al tanto de la información más actual, revisemos algunas de las cosas que se saben con seguridad:

- La pandemia no ha terminado y no sólo afecta a África. Hay muchas personas que ni son homosexuales ni usan drogas intravenosas. El VIH puede esconderse en tu cuerpo durante años sin que lo sepas y tú puedes infectar a otras personas aunque no te sientas enfermo.

- Si alguna vez has tenido relaciones sexuales sin protección o si has usado una aguja hipodérmica, es muy importante no sólo que te hagas la prueba, sino que también instes a tus amigos y familiares a que se la hagan.

- Ser un buen vecino significa ser considerado con los que sufren, pero también entraña cuidarte de tal manera que no propagues el sufrimiento. Puede que Dios te esté usando para salvar una vida… tal vez, incluso, la tuya.

Hay una respuesta.

—María del Sol, cantante

Respuestas al VIH/SIDA: se progresa

Un estudio reciente llevado a cabo en el Instituto de Estudios Latinos de la Universidad de Notre Dame —realizado a nombre de Esperanza USA— reveló que entre algunos líderes eclesiásticos hispanos existe la persistente creencia de que hay que ser gay para adquirir el SIDA. Si ya has llegado hasta aquí en este libro, sabes que esos ministros están equivocados. Por suerte, también forman parte de un grupo cada vez más reducido.

Otro estudio de seguimiento aún más reciente, también llevado a cabo por el Instituto de Estudios Latinos de la Universidad de Notre Dame, mostró que un alto porcentaje de los ministros hispanos había colocado material informativo sobre el VIH/SIDA en sus iglesias. También indicó que muchos de ellos habían llevado oradores para hablar sobre el tema, que los feligreses dijeron haber recibido información sobre el VIH en la iglesia y que una inmensa mayoría de esos mismos feligreses pensaba que era absolutamente apropiado que la iglesia se involucrara en la distribución de información sobre el VIH/SIDA. (Se puede obtener una copia de este estudio en www.esperanza.us).

Existen algunos factores graves en la población hispana de los Estados Unidos.

- Los niños hispanos constituyen el 26 por ciento de todos los nuevos casos pediátricos de SIDA en los Estados Unidos (NAPWA/CDC).

- Aunque los hispanos forman menos del 14 por ciento de la población, constituyen más del 20 por ciento de todos los nuevos casos de SIDA en todo el país.

- Como dijimos anteriormente, el SIDA se ha convertido en la segunda causa de muerte entre los hombres hispanos, y la cuarta causa de muerte entre las hispanas.

- Si bien esas estadísticas han disminuido en otras comunidades, siguen aumentando en la comunidad hispana.

Sí, el SIDA fue identificado por primera vez en la comunidad homosexual. Sí, los primeros estragos se sintieron con más crudeza entre los hombres de origen anglosajón. Sin embargo, muchas cosas han sucedido a lo largo de los últimos veinte años. El VIH/SIDA no se manifiesta de acuerdo a un modelo fijo. El virus no busca tus creencias, tu sexo, tu estilo de vida, tu origen étnico, ni las buenas intenciones ni los planes que tengas para tu vida.

No quiero que el trabajo que realizamos en Esperanza USA disminuya de ninguna manera la seria preocupación por el VIH en otros grupos poblacionales: afroamericanos, jóvenes y, como ya vimos en el capítulo anterior, naciones enteras al otro lado del Atlántico. Pero nuestra tarea en Esperanza USA es tratar de resolver los problemas que afectan a la comunidad hispana y movilizar a los hispanos mismos para confrontar esos problemas.

Hay una institución que tiene un antiguo poder organizativo dentro de la comunidad hispana. Ubicada «en la base» misma de muchos barrios donde el VIH/SIDA se ha manifestado, esta institución tiene la confianza de la gente, y en muchos casos está accesible las veinticuatro horas al día, los siete días a la semana, o por lo menos con cierta regularidad a lo largo de la semana. Esta institución ofrece la mayoría de sus servicios gratis, y ha demostrado un gran poder de permanencia: no importa qué tipo de problemas la agobien, nunca desaparecerá. Y no desaparecerá sencillamente porque pierda una entrada de fondos o porque su fundador se jubile.

Por supuesto que me refiero a la Iglesia. La Iglesia hispana ha sido llamada el «gigante durmiente» en lo que se refiere al VIH/SIDA.

Los investigadores de la Universidad de Notre Dame hace poco nos ayudaron a hacer algunas preguntas en un proyecto llamado «Respuesta basada en la fe al VIH/SIDA en la comunidad latina de los Estados Unidos: una evaluación de las necesidades». El punto focal de ese estudio con ese largo título académico era averiguar las siguientes tres cosas:

1. ¿Qué es lo que saben los pastores y los líderes acerca del VIH/SIDA?
2. ¿Piensan que ellos o sus congregaciones deben involucrarse con eso?
3. Si querían involucrarse, ¿tenían algunas ideas sobre qué hacer para ser útiles?

Los investigadores descubrieron que todos conocían a alguien que era positivo al VIH o que había muerto de SIDA. Hallaron que no saber qué hacer era para los ministros un obstáculo mayor que no querer hacer nada. Nadie pensaba realmente que el SIDA era algo en lo que la Iglesia no debía meterse. Dijeron, tanto a los entrevistadores como entre ellos en grupos de discusión, que para ellos la dificultad mayor no era decidir si debían o no participar, sino saber cómo, dónde y cuándo presentar la información.

En cierto sentido, no es lógico que hayamos tenido que crear organizaciones y estructuras sólo para lidiar con el VIH/SIDA. Las cosas que necesita la gente que tiene VIH/SIDA son, mayormente, las mismas cosas que requieren las personas con cualquier otro problema de salud: estímulo, cuidado de la salud, ayuda si tienen necesidad económica, alivio para sus responsabilidades familiares cuando se incapacitan, oración o apoyo espiritual mejor para ellos,

agua potable, una vivienda segura y buena nutrición. Es una vergüenza masiva que organizaciones con raíces comunitarias que ya
tienen puntos de contacto establecidos con la población —por
ejemplo, las iglesias—, no hayan sido capaces de responder de manera más consecuente a esta situación en particular.

La Iglesia, en general, ha jugado un papel positivo en la lucha
contra la epidemia. Muchas personas han estado realizando una
buena labor, poniendo en práctica su fe desde el principio. Pero,
¿cuántos se han visto obligados a sufrir en silencio tan sólo porque
todavía no hay una manera aceptable ni siquiera de hablar acerca
del VIH/SIDA en la iglesia? ¿Cuántas infecciones tempranas de VIH
no han sido detectadas a tiempo sencillamente porque el miedo a
la verdad paralizaba a la gente? El corazón mismo de la creencia
cristiana es que la gente puede cambiar y que Dios acepta de
buena gana a quienes buscan cambiar de forma positiva. La naturaleza del VIH/SIDA es que permanece latente durante años.
¿Cómo pueden las iglesias abrir sus puertas a las personas que
buscan un nuevo enfoque de su vida y no esperar que muchas tra-
erán con ellas el problema del VIH/SIDA?

En una elocuente entrevista llevada a cabo por los investigadores de Notre Dame, una mujer contó acerca de la evolución de su
iglesia en cuanto a su respuesta al hecho de que personas de la
congregación estaban muriendo de la enfermedad:

«La primera etapa fue silencio… La gente se moría. Íbamos a
sus funerales, pero no se hablaba de ello. Sabíamos que algo estaba
pasando. La segunda etapa fue conciencia, y allí pude traer algunos trabajadores de la salud para que ofrecieran talleres a los dirigentes desde el principio, y sucedió que fue un taller secreto, pues
los dirigentes no confiaban en la persona que lo daba: eso de venir
y hablar del SIDA, de condones, que esto y lo otro. Luego vino la
tercera etapa, cuando mi pastor comenzó a decir, 'Sabes, tenemos
que hacer algo acerca de esto'».

Voy a decir esto: nuestros estudios y experiencias muestran que los hispanos tienen por qué sentirse celosos en lo que respecta a la respuesta que la comunidad afroamericana, incluso sus iglesias, ha dado al problema del VIH/SIDA, tanto en los Estados Unidos como en África. Nosotros reconocemos que los anglosajones, afroamericanos y grupos de la comunidad gay han recibido muchos más fondos públicos y privados para enfrentarse a este problema que los grupos ubicados en las comunidades hispanas. Sin embargo, cuando se trata de llevarles información a los hispanos, también nos encontramos con los obstáculos del bajo rendimiento académico, las barreras del idioma y el poco acceso a los medios de difusión y comunicación.

Algunos de los modelos más positivos de las comunidades afroamericanas y anglosajonas incluyen chequeos de salud mensuales en la iglesia, capacitación de ancianos y líderes para que brinden consejos y referencias, servicios religiosos durante los cuales se habla del tema y recolección de fondos para patrocinar la labor de ayuda en el extranjero. Hemos descubierto que algunas iglesias confesionales bien establecidas, incluidas algunas en comunidades hispanas, han tratado de responder y han comenzado a ofrecer educación y ayuda a sus congregaciones y comunidades. Por desgracia, demasiados credos religiosos y algunos concejos independientes de iglesias evangélicas y pentecostales siguen actuando como si estuvieran en un mundo sin VIH/SIDA. Quienes han querido actuar no sienten la confianza de salir adelante, ni saben cómo hacerlo.

Conclusiones preliminares de un estudio de seguimiento de pastores y feligreses hispanos de un área de Chicago halló que muchos de ellos han descubierto formas para dar los primeros pasos: de los pastores que fueron entrevistados, 47 por ciento dijo que ellos habían puesto en la iglesia información sobre el VIH/SIDA, mientras que 38 por ciento había traído a un orador especializado para que hablara del tema. Entre los feligreses, 41 por ciento dijo haber recibido información sobre el VIH/SIDA en su iglesia, y 79 por ciento creía que era correcto que la iglesia se involucrara de alguna forma en el tema.

Si bien puede que ya no sea cierta la idea de que la Iglesia latina no participa, seguimos muy a la retaguardia de otros grupos. Nuestra cultura no es tan abierta al diálogo sobre temas de naturaleza sexual, y somos una comunidad en la que una gran parte de ella no habla o no entiende bien el inglés, una comunidad en la que quienes han querido cooperar, desarrollar y distribuir información, y establecer grupos de trabajo como los que hay en otras comunidades de los Estados Unidos, han tenido a su disposición menos recursos. Aún existe un muro de silencio. Hay que educar a cada ser humano para poder poner freno al desarrollo de esta epidemia.

En la comunidad hispana, la gente se enferma y muere debido a que estamos perdiendo la batalla de la mente. No todo el mundo es médico, profesional de la salud o gran administrador de entrega de servicio. No todo el mundo tiene VIH/SIDA y no todo el mundo se contagiará. Todos, sin embargo, ofrecen información en algún momento de sus vidas: a sus hijos o a otros miembros de la familia, a vecinos, a colegas de trabajo, a estudiantes y hasta a personas totalmente desconocidas que se sientan a nuestro lado en el autobús. Mientras más verdades sepamos, más verdades divulgaremos. Mientras más verdades divulguemos, más vidas salvaremos.

«Hay grandes posibilidades que todavía no se han explotado», dice el Dr. Edwin Hernández, quien encabezó el equipo que produjo el informe de Notre Dame. «No se ha movilizado a la Iglesia, y ahí hay una gran potencial. Es necesario crear puentes entre las personas afectadas y la Iglesia. Es de una importancia crucial.

Estas iglesias están precisamente en las comunidades donde se está desarrollando la epidemia».

Nuestro estudio señala una verdad que otros han intuido durante años: existe un abismo entre las organizaciones que se crearon específicamente alrededor del tema del SIDA y otras instituciones.

Por varias razones, a menudo existe un conflicto entre los llamados activistas del SIDA y las numerosas y establecidas instituciones sociales que esos activistas creyeron que fueron demasiado lentas o despreocupadas al principio de la epidemia. El mundo médico, las compañías farmacéuticas, el gobierno, los medios de difusión y, sí, la Iglesia, han sido acusados de ser crueles con las personas que morían. Los activistas que interrumpieron la misa en la majestuosa Catedral de San Patricio hace unos años estuvieron en todos los medios de prensa, pero no lograron ninguna solución, ni detuvieron las muertes, ni siquiera les hicieron ver la verdad a los aturdidos feligreses que no pudieron comprender cómo interrumpir un servicio religioso podría sanar a alguien. Por otra parte, muchas personas con VIH o SIDA se han alejado sigilosamente de sus iglesias, igual de confundidos por los muros de silencio, el rechazo o, en los peores casos, la condena.

Si queremos hablar del SIDA en la Iglesia, tenemos que hacerlo de forma que ese diálogo una nuestro compromiso de compasión con nuestro compromiso hacia los valores específicos de la fe de esa comunidad en particular. Anteriormente, eso ha sido difícil de llevar a cabo.

Si examinamos los servicios de VIH/SIDA que se ofrecen en todo el mundo, nos encontraremos con diferentes definiciones del éxito. Algunas agencias internacionales consideran un éxito cuando las ventas de condones aumentan en una región determinada, mientras otros definen el éxito por la cantidad de «trabajadores del sexo» que se han inscrito en programas para el cuidado de la salud. Luego están quienes consideran un gran adelanto que cada hombre, mujer y niño de un país pueda sostener una discusión sincera acerca de los detalles de la transmisión del VIH. Hay documentos que apoyan el hecho de que cuando se distribuyen agujas limpias en áreas dónde el uso de las drogas intravenosas es elevado, la tasa de infección del VIH se reduce.

Quizás una iglesia que esté alerta ante el problema, que sea activa y esté dispuesta a ayudar pueda desarrollar un cierto grado de éxito en su participación en la lucha contra el VIH/SIDA si considera lo siguiente: ¿Cuántas personas positivas al VIH han sido integradas exitosamente a la vida plena de la comunidad? ¿Han visitado los servicios religiosos? ¿Han sido invitados a reuniones de grupos reducidos? ¿Han hecho amistades? ¿Se ha recibido bien a sus hijos en los programas infantiles y han hecho amistad con otros niños? ¿Actúan los feligreses conscientes del VIH/SIDA? ¿Puede una familia que ha sido afectada directamente por el VIH compartir este problema con el personal de la iglesia, en los grupos de oración o en los grupos de apoyo con la misma libertad que podría hacerlo con respecto a cualquier otro problema? ¿Se ofrecen sermones para aliviar el dolor de las familias? ¿Hay orientación disponible para la familia de un paciente de VIH o SIDA?

Dolor, culpa, miedo, consuelo y orientación espiritual sobre temas como la vida después de la muerte son parte de lo que la Iglesia puede hacer. Añádase a esto artículos concretos, como comida, alojamiento y ropa, cosas de las que a veces hay gran necesidad. Finalmente, demasiadas personas con VIH/SIDA son abandonadas por sus familias, sus amigos y sus compañeros de trabajo. ¿Qué mejor servicio puede prestarse que ser no más que un amigo, ser la única parte de la comunidad que extiende una mano o da un abrazo en el nombre de Dios, a una persona que ha sido abandonada por todos, menos por Dios?

Todas estas son sugerencias. Como estamos aprendiendo a lo largo de nuestra continua investigación, cuando la gente piensa de manera diferente, actúa de manera diferente. Y cuando la gente está activa, es creativa. Qué gran diferencia puede representar esto.

CUARTA PARTE

Falso consuelo

«Delia, Héctor está realmente disgustado con todo este asunto. Yo estoy contigo, amiga, pero tengo que vivir con él. Está renuente. Nadie de mi casa puede acercarse a tu familia. No sólo a Marcos, sino a ti y a los niños. Le dije que era un idiota cabeza dura, pero me está atormentado con ese asunto. Mamá está sumamente enojada con nosotros dos, y parece que soy yo la que voy a tener que cocinar la cena del Día de Acción de Gracias. Así que voy a echarle algo adicional a los gandules de Héctor que no le va a gustar».

Delia apenas podía creer lo que Sandra le contaba por teléfono. Ella siempre había tenido una conexión tan estrecha con la tía de Marcos, y ahora su relación estaba a punto de deshacerse. Peor aún, ni siquiera estaba segura de con quién debería estar más enojada: con Héctor, por mantener alejada a su familia; con Sandra, por permitírselo; o con Marcos, por contraer VIH y provocar todo este lío.

La voz de Sandra interrumpió el curso de su pensamiento. «¿Delia? Lo siento, ¿sabes? ¿Me crees, verdad?».

«Está bien, Sandra», respondió, tratando de ocultar su decepción. «Bueno, aparte de eso, ¿cómo están?».

«Pues bien, bien. A Héctor le subieron el sueldo y tú ya sabes que mi Susie está en estado, ¿verdad? Es cierto que es joven, pero se casó con un buen hombre. El chico se entrenó bien en el ejército y si sigue en la reserva, van a estar bien. Esperemos que no lo llamen al servicio activo en el extranjero».

«Sí, que pena si eso sucede».

Se produjo un silencio breve e incómodo entre ambas. Por fin, Sandra preguntó: «Entonces, ¿ustedes van a estar bien?»

«Sandra, lo tomamos día a día, ya sabes». Delia ya no se pudo aguantar; tenía que preguntárselo. «Dime una cosa, ¿ya toda la familia lo sabe?».

«Sí, todos lo saben. Tú sabes cómo es esta familia. Uno se cae y todos lloran».

«¿Qué dicen? ¿Qué dicen de Marcos?».

«Bueno, tú me conoces, yo no le presto atención a los chismes». La voz de Sandra decía claramente que no quería que la pusieran en aprietos. «A mí no me gusta estar con ellos. El otro día todos estaban en casa de Mamá, pero yo no fui».

«Sandra, escúchame. No les hemos dicho todo a los niños todavía. Les estamos dando la información poco a poco. No quiero que nadie se los cuente. Nosotros ya hemos superado el impacto inicial. Marcos ha tomado turnos con un ministro y en la clínica, yo he ido al médico, así que por un tiempo tenemos la oportunidad de llevar una vida bastante normal. Eso es lo que quiero para los niños. La familia por lo menos podría ayudarme con eso».

«¿Mamá —Abuela— te llamó?», preguntó Sandra. Todos, hasta ella misma, se referían a su madre como «Abuela», ya que ella era sin duda la matriarca de la familia.

«Sí, pero sólo para invitarnos a pasar por allá. Tú sabes que a ella no le gusta hablar por teléfono, así que realmente no sé lo que piensa. Nos mandó un galón de sopa».

«Bueno, como te dije, está furiosa con Héctor. Y conmigo, porque dice que yo debería enfrentarlo. Pero yo también tengo mis problemas, ¿sabes, cariño? Tengo que estar atenta a lo que pasa aquí. Mi Susie va a tener un bebé, ¿entiendes?».

Delia no respondió. ¿Qué iba decir?

«Oye, déjame saber si puedo hacer algo por ti, ¿de acuerdo? Tengo que irme. Héctor va a llegar a casa pronto. *Bye*, mi amor».

«*Bye*, Sandra».

Delia colgó el teléfono y se puso a llorar.

Un punto de vista pastoral

Marcos entró a la iglesia. Había pasado bastante tiempo desde la última vez que había estado allí —de hecho, varios años, desde la dedicación de su hijo mayor—, pero el perfume de las flores era el mismo. No estaba muy seguro en dónde se encontraba la oficina del pastor, pero un custodio le indicó que tenía que bajar la escalera. Al descender, sus pasos resonaron fuertemente. La puerta que decía CLERO chirrió al abrirse. Sentado dentro estaba el Reverendo Estrada, que no parecía más viejo de lo que Marcos recordaba, aunque era evidente de que el Reverendo ya no podía jugar al baloncesto.

Caramba, qué buen tema para iniciar la conversación, pensó. *Baloncesto, y después le hablo de…*

«¡Marcos!», gritó el reverendo. «Que Dios te bendiga, hijo mío, ¡que alegría me da verte! Ha pasado mucho tiempo. ¿Y a qué milagro le debo esta visita?», preguntó mientras se reía. «¿Vas a tener otro hijo? ¡Me encantaría que me dijeras eso! Y tu mamá… Bueno, déjame dejarte hablar, Marcos».

«Bueno, ah…», farfulló Marcos, tratando de pensar en algo que decir. «Mamá está bien y Abuela también. Siento no haber venido con más frecuencia, Pastor, pero… bueno, usted sabe cómo son las cosas».

Marcos se arrepintió inmediatamente de haber venido, pero ya era demasiado tarde. No sabía qué hacer o decir.

El Reverendo Estrada podía intuir que se trataba de algo más serio. «Marcos, ¿por qué no rezamos juntos?».

No sé qué decir, pensó Marcos cuando el reverendo comenzó a rezar. *Acordé esto con Delia, y sé que el pastor Estrada es buena persona y no se mostraría desagradable ni me miraría con desprecio ni me regañaría, pero tengo que ver cómo…*

«¡Amén!», dijo el pastor, lo cual hizo a Marcos sentirse aún más avergonzado. *No escuché casi nada de la oración.*

Desesperado por evitar lo inevitable, preguntó: «Eh, Pastor, ¿todavía juega baloncesto?».

«Sí, Marcos, pero no hablemos de eso. Tu espíritu me dice algo. No hay nada que puedas decir que cambie el amor de Dios por ti, ni tampoco *mi* compromiso para servirte a ti y a tu familia».

«Qué bueno». Resignado, Marcos dijo de repente, tranquilamente, «Bueno, Pastor, ¿y qué si le digo que tengo el VIH, que tengo el tiempo contado en este planeta y que no estoy muy seguro acerca de Dios en este momento, aunque creo que debo poner mis cosas en orden lo antes posible? Usted sabe: mi vida… mi muerte… mis hijos… mi esposa…».

«Marcos, ¿tienes SIDA o VIH?».

Su comentario tomó a Marcos totalmente por sorpresa. *Vaya, qué buena pregunta,* pensó, y le respondió: «VIH. Y no quisiera que todos se enteraran».

El reverendo Estrada estiró el brazo por encima del escritorio y tomó la mano de Marcos: «Recemos juntos, Marcos. Tomémonos las manos y pidámosle a Dios que nos dé alivio… alivio para tus futuras dificultades, para tu familia, alivio para tu pecado… alivio de la carga de tu salud…».

Los dos hombres rezaron, y luego se sentaron en silencio durante un largo rato. Por fin, el pastor dijo de repente: «Sabes, Marcos, que debes usar un condón por el resto de tu vida. Con Delia o con cualquiera, si decides pecar con otra persona».

El reverendo habló de una manera tan práctica y directa que Marcos demoró un segundo en sentirse avergonzado; sus palabras eran frías, pero también ciertas. *Me acordaré de esto cada vez que abrace a mi mujer*, pensó. *Si pudiera darle marcha atrás al tiempo…*

Entonces las palabras comenzaron a salir de su boca, cosas que nunca le había dicho ni siquiera a Delia. Marcos se abrió de tal manera que las lágrimas comenzaron a brotarle de los ojos como si lo hubieran purificado. Le habían recordado que Dios amó al mundo de tal forma que le dio Su único hijo engendrado para que todo el que creyera en Él no muriera. Se dio cuenta de que no estaba solo. *Dios me valora. Soy un hijo de Dios y tengo una labor que hacer. Tengo una misión y una vocación. Tengo un papel que desempeñar como esposo y como padre, como vecino y como amigo.* El reverendo Estrada había confirmado la presencia de Dios en la vida de Marcos, y esto lo hizo sentir lleno de paz.

El pastor mencionó el pequeño grupo de personas con VIH/SIDA con quienes él estudiaba la Biblia. Marcos pensó en lo fantástico que era que un pastor hiciera una cosa así, pero le dijo que él aún no estaba listo para eso. Hizo una cita para regresar en unas cuantas semanas, pero cuando se levantaba para marcharse, el reverendo también se incorporó, dio la vuelta al escritorio y le dio un gran abrazo.

«Te quiero, Marcos», le dijo, «y Dios también te quiere. Y queremos a tu familia… Delia y los niños no están solos. Hasta que estés listo, tu condición de salud será nuestro secreto».

Qué raro, notó Marcos, *ningún hombre jamás me ha abrazado así. Ni siquiera miembros de mi familia, excepto Delia.*

Al subir la escalera se sentía tan ligero como si le hubieran quitado mil libras del cuello y del pecho. *Dios me ama*, se repetía. *Dios está presente en mi vida, incluso en estas circunstancias. Dios no me abandonará. Él estará junto a mí en cada paso del camino.*

«¡Oye, Marcos!», le gritó el reverendo cuando él llegaba al escalón superior. «De todos modos, quiero verte en la iglesia el domingo. Mis sermones no son *tan* malos que digamos».

Marcos no pudo evitar soltar una carcajada. «¡Lo sé, Pastor! Tal vez venga el domingo».

¿Qué haría Jesús en la era del VIH/SIDA?

Algunos dicen que la Iglesia debería predicar contra el pecado y no meterse a lidiar con las «cosas del mundo». Otros dicen que la Iglesia está tan fuera de la realidad que, de todos modos, no podría ayudar en nada.

Lo cierto es que, desde el principio de la epidemia, 40 por ciento de las agencias que se preocupan por las personas con VIH/SIDA han sido organizaciones basadas en la fe.

Y no siempre es fácil saber cómo responder. Hay preguntas muy difíciles de contestar. Al menos ahora estamos hablando y comenzando a encontrar respuestas.

¿Qué haría Jesús en la era del VIH/SIDA? Las mismas cosas que hizo cuando estuvo aquí: estar junto a la gente. Decir la verdad. Propagar la sanación.

Yo estoy de acuerdo con eso. ¿Y tú?

Hay una respuesta.

—Reverendo Luis Cortés Jr.

QUINTA PARTE

Siguen las malas noticias

Delia llamó a Sandra por teléfono en cuanto se enteró. «Estamos con ustedes», era todo lo que quería decirle. Sabía que quizás lo que recibiría a cambio sería un gran rechazo, pero no era capaz de dejar a nadie solo en esa situación. Al menos tenían que creer de que ella los comprendía. Pero Sandra estaba furiosa.

«*Tú* tienes la culpa», le dijo a Delia, casi escupiendo las palabras entre sollozos al otro lado de la línea. «Si hubieran mantenido esto entre ustedes dos, ninguno de nosotros estaríamos pasando ahora por esto. Estábamos bien, y ahora tenemos que lidiar con esto».

El otro día, Abuela había concertado los detalles para que toda la familia se hiciera pruebas de VIH. Héctor no había querido hacérsela, pero Sandra, cansada de que su madre y el resto de la familia la regañara, había insistido. «Pero, ¿cuál es tu problema con eso?», le había preguntado. «Ninguno de nosotros dos lo tiene».

Sin embargo, durante la prueba tanto Héctor como Sandra dieron positivo. Las pruebas adicionales mostraron que el conteo de glóbulos blancos de Héctor estaba bastante bajo.

«Estoy tan furiosa», Sandra gruñó al otro lado de la línea. «Quisiera estar ahí ahora para poder escupirte en la cara. Espero que tú también lo cojas, Delia. Eres tan…». No pudo terminar la invectiva porque había comenzado a sollozar.

«Delia… lo siento», dijo, recobrando un tanto la compostura. «Sé que tú no tienes la culpa. Es que no lo entiendo. ¿Por qué voy yo a tener VIH? ¿Por qué? Y Héctor… está tan avanzado. Le ha dado fuerte y pudiera manifestarse como algo grave en cualquier momento. Ni siquiera están seguros de que las medicinas vayan a funcionar. Y como están las cosas, vivimos de cheque a cheque. Estamos a punto de ser abuelos. No sé cómo vamos a salir de esto».

«Sandra», dijo Delia suavemente, «sólo quiero que sepas de que estoy aquí cuando necesites hablar, para ayudarte, para acompañarte en esto. Por lo menos ya no nos tendrás temor. Quiero ser tu amiga. Además, somos familia. Hemos aprendido tanto».

Marcos llegó por detrás de su mujer y le pasó un brazo por los hombros. «¿Con quién hablas?», susurró.

«Con Sandra».

«Dame el teléfono». Delia le pasó el auricular. «Hola, tiíta. ¿Cómo va la cosa?».

«Marcos, Marcos…», respondió ella a su sobrino. «Estoy tan apenada, Marcos. Te quiero, mi niño. ¿Me puedes perdonar?».

«Cálmate, Sandi. Sabes que soy un hombre y el llanto me pone nervioso. Claro que te perdono. Y mantendré el perdón si me haces un favor».

«¿Qué, Marcos?»

«Sigue hablando conmigo y déjanos ayudarlos como podamos. Dile a Héctor que voy a verlo este fin de semana, le guste o no le guste».

Héctor citó a Marcos para verse en una cafetería cerca de la obra donde trabajaba, a la hora del almuerzo. No quería dejar de cenar en su casa. Quería de que las cosas siguieran como siempre, en la casa, en el trabajo, en todos lados. Romper la rutina daba pie a una conversación, lo cual, tarde o temprano acababa con preguntas. Héctor no quería tener conversaciones ni mucho menos contestar preguntas. Pero su sobrino no iba a dejarlo tranquilo con respecto a esto, así que estuvo de acuerdo en encontrarse con él; de esta forma, había un límite de tiempo y no había mujeres alrededor que se metieran en la conversación.

Héctor entró en el pequeño vestíbulo de la concurrida cafetería justo a la hora acordada. Marcos llegó un par de minutos después.

«Hola, tío. ¿Qué tal?», dijo Marcos mientras le daba una palmadita en la espalda a Héctor.

«Muy bien, Marcos. Escucha, tengo que regresar en media hora, ¿está bien?».

«No hay problemas, *bro*. Sólo quiero almorzar contigo, ¿sabes?».

«Entonces vamos a sentarnos».

La mesera se acercó al pequeño reservado de la esquina casi tan pronto como se sentaron. Tanto ella como los comensales de la hora del almuerzo tenían prisa. Aunque, pensó Marcos, no tanta como la que parecía tener su tío.

«Bueno, yo ya sé lo que quiero pedir», dijo Marcos. «¿Podría traerme una ensalada de espinacas y un poco de agua, pero no en vaso. Una botella, por favor. Además, quiero una ensalada grande de frutas» —ahuecó las manos para indicar un tazón grande—, «así, ¿entiende? Pero tráigalo después, ¿está bien? ¿Puede hacerlo?». Le sonrió a la mesera.

«Sí, claro», dijo la mesera mientras anotaba en su libreta de pedidos. «¿Y usted?». Miró a Héctor, con el lápiz listo para anotar.

«Sí, tráigame lo mismo a mí también», dijo, monótona e impasiblemente.

La mesera se fue y los dos hombres se quedaron sentados sin hablarse durante unos minutos. Marcos tamborileó con los dedos sobre la mesa. Héctor seguía sin expresión en el rostro, esperando a que Marcos dijera algo; era él quien había insistido en que se reunieran, así que era a él a quien le correspondía hablar. Pero Marcos siguió ahí, sentado, tamborileando sus dedos, sonriendo agradablemente y mirando alrededor de la cafetería.

Poco después trajeron los platos. La mesera colocó la ensalada y el agua frente a cada uno de ellos. Héctor miró fijamente a Marcos cuando éste tomó el tenedor y comenzó a comer.

«Bueno, pareces contento», dijo Héctor. Era una acusación.

«Mira, ¿sabes qué? Desde que sigo el consejo que me dio el nutricionista, me he sentido bastante bien…».

«Idiota», murmuró Héctor lo bastante alto como para que lo oyera, al mismo tiempo que golpeó la mesa con el tenedor. «Estás enfermo. Oye, no te andes con jueguitos conmigo, ¿quieres? Estás enfermo. Yo estoy enfermo. ¿Qué rayos te pasa?».

«Soy positivo al VIH», dijo Marcos.

«¡Shhh! ¿Quieres que alguien te oiga?».

«Héctor, viejo, eso no es un delito. Yo no soy un peligro para nadie. No importa quién me oiga».

«Bueno, cállate y come».

Estuvieron en silencio de nuevo durante unos minutos. Por fin, Marcos dijo: «Héctor, yo no vine aquí a comer, tú lo sabes».

«Bueno, ¿qué quieres?».

«Quiero que veas que todavía te queda vida, que puedes vivir y apreciarlo. Vine a preguntarte si has ido al médico… a un *buen* médico».

«Fui a la clínica», dijo Héctor, sin dejar de mirar alrededor para ver si alguien estaba oyendo. «No debería haber ido, pero no quería formar más líos en la familia. Ahora me dieron esta sentencia de muerte. ¿Qué más diablos quieres que haga?».

«Ven a ver a mi doctor. Él sabe muchísimo más sobre esto que la mayoría de los médicos».

«¿Y qué más hay que saber? Me voy a *morir*. Quizás pueda decirme cuánto me queda, o talvez me haga un montón de preguntas sobre mi pasado, o me ponga en una dieta estúpida. Soy un hombre, Marcos. Quiero morirme como un hombre. Quiero hacer mi trabajo, comer mi comida, dormir en mi cama y luego morirme como un hombre. Me merezco lo que me pasa. Yo mismo me lo busqué hace años. Sandi no me pregunta, y yo no se lo he dicho. Pero aquí estamos entre hombres. Cuando ella estaba embarazada de Susie, empecé a frecuentar prostitutas, ¿sabes? Talvez sucedió cuando usé un poco de drogas, pero nunca fui adicto. ¿Quién iba a imaginarse esto? Soy un hombre y eso fue lo que pasó. Es que… lo siento tanto por Sandi…».

No terminó la frase. Ya había dicho mucho más de lo que había pensado decir. Apenas había tocado la comida. Le pidió un café a la mesera.

«Héctor», le aseguró Marcos, «es falso que alguien se *merezca* tener VIH. Yo no me lo merezco. Ni tú tampoco ni mi tía Sandi, estoy seguro que no se lo merecen».

«No hables de ella…».

«Héctor, ella es parte de esta historia. Éste es un asunto en el que tú no mandas. Si quieres vivir en una cárcel de orgullo y mentiras, ése es tu problema. Pero no puedes mantener a Sandi encerrada allí contigo. Desde luego, no te sientes orgulloso de tu pasado. Yo tampoco. Queda tiempo de rectificar eso, y hay muchas razones para vivir tan sano como puedas, durante el tiempo que puedas. Si en estos momentos no te sientes orgulloso de tu pasado, entonces, comienza a crear un pasado del que sí *puedas* sentirte orgulloso. Haz lo que debes hacer por tu propio bien, por el de tu mujer, por el de tu familia. Por Dios».

«Ay, ¿ahora me vas a hablar de Dios? *¿Tú?*».

«Bueno, sí. He estado hablando con un ministro, ¿sabes? Para enmendarme por completo. Delia y yo estamos mejorando juntos, a pesar de que no sé qué es lo que me va a suceder. Quién sabe cuántos años me queden, pero quiero que esos años sean de mucho valor. Yo también soy un hombre, Héctor. Quiero hacer mi trabajo, comer la comida apropiada, hablar con mi mujer y mis hijos todas las noches sobre las cosas que de verdad importan en la vida. Y quiero que el día en que yo muera, en mi funeral, la gente se sienta en paz, no inquietos y sin saber qué decir».

Héctor miró fijamente a Marcos por un minuto, tratando de decidir si debía o no adentrarse en la conversación.

Por fin, todo lo que dijo fue: «Es tarde. Tengo que irme».

Lo que hago, importa.

Puedo protegerme yo, proteger a mi familia, a mi comunidad y a mi país de una amenaza peor que el terrorismo.

No voy a tomarlo a la ligera cuando un amigo o un pariente menosprecia a su esposa o su pareja.

No voy a reírme cuando un amigo esté tan borracho o endrogado que ponga en peligro su propia vida y las vidas de los que lo rodean.

Me niego a divertirme con los alardes de «los muchachos» acerca de arriesgadas aventuras sexuales.

Voy a dar una mano para detener el ciclo de infección del VIH/SIDA: hacerme una prueba, buscar un tratamiento y ayudar a que los amigos lo hagan también. Todo es para bien.

Quiero que mis hermanas vivan y estén bien.

Quiero que todos nuestros hijos vivan con esperanza y que tengan un futuro.

Quiero que mis hermanos sean hombres fuertes y saludables que traigan el bien… no enfermedad y desesperanza a nuestras comunidades.

Yo soy una respuesta.

—Marcos Witt, cantante

Sé parte de la solución

La lucha en contra el VIH/SIDA no siempre significa hacerse una prueba o dar medicinas. A veces significa ayudar a que una familia repare su casa o pague el alquiler. Quiere decir llevar agua fresca a sitios donde el suministro ha sido destruido o está contaminado. Hasta puede implicar quedarse en silencio y escuchar antes de impartir un consejo o rezar.

Nancy Rivera, fundadora y directora de Sembrando Flores, en la Florida, es conocida por su experiencia en los problemas de vivienda. De hecho, su credibilidad dentro de la dirección de vivienda de su condado es tal de que le han otorgado un espacio para su oficina. Ella, su personal y voluntarios —tanto residentes del área como constantes visitantes de otros estados— han renovado una serie de hogares en el área de Miami-Dade donde prestan sus servicios. Hace poco, su intervención fue esencial para poder ofrecer ayuda a comunidades de los barrios pobres y de regiones rurales de difícil acceso, donde los suministros de agua, electricidad y comida habían quedado suspendidos debido al huracán Katrina. A lo largo de los años, Sembrando Flores también ha provisto miles de pruebas sencillas de VIH a personas que, de otra forma, nunca las hubieran solicitado.

La señora Rivera llegó como voluntaria a la Florida en 1992, para darles viviendas a los ancianos y los pobres luego del paso del huracán Andrew. Con el tiempo, la dirección de vivienda la envió a trabajar con la comunidad, para ver si los programas y servicios que ese departamento ofrecía realmente daban resultado.

«Me vestía como ellos», recuerda, «los visitaba en la casa y en el trabajo, y descubrí que había muchos problemas sin resolver. Encontré muchas, muchas familias que tenían VIH, y que morían sin siquiera haber tenido jamás atención médica ni orientación. Vi niños y familias con VIH. Muchas mujeres perdían a sus hijos a causa de la falta de atención, niños que estaban enfermos. Fue entonces cuando me convertí en defensora respecto a los temas del VIH/SIDA y la violencia familiar.

»La gente se dirige a nosotros por muchas causas», añade la señora Rivera. «No siempre es cuestión de dinero». Pero, señala, nadie va a contarle toda su vida a alguien que acaba de conocer. «Una vez que comienzas a dialogar, todo sale a relucir».

Su agencia está preparada para ofrecer pruebas y orientación: el personal cuenta con una enfermera residente, un consejero profesional y un maestro. Pero en la puerta de entrada no hay un letrero que mencione el VIH/SIDA. «En el primer año, repartimos tarjetas que decían: Ministerios Latinos de VIH/SIDA», explica. «La gente salía huyendo».

«Al principio, lo único que yo quería hacer era trabajar con latinos que estaban infectados», dice, «pero los planes de Dios eran más amplios». Esos planes implicaron de que la señora Rivera tomara su experiencia previa en vivienda y defensa de la comunidad, y su profunda preocupación de que había necesidades esenciales a las cuales aún no se les prestaba atención, y entrelazara todos estos aspectos para crear el enfoque totalizador de atención a la comunidad que es Sembrando Flores. «Si lo que la gente necesita es alimentos, alimentamos. Si es ropa, vestimos. Si es arreglar un edificio que esté en mal estado, lo pintamos y lo reparamos».

La señora Rivera y Sembrando Flores también han establecido relaciones más allá de la comunidad hispana. Han llegado a familiarizarse con toda la «ensalada de etnias» de la región a la que sirven, que incluye a haitianos y afroamericanos, así como personas de todo tipo de procedencias, desde trabajadores agrícolas hasta profesionales de clase media. «Lo que le digo al equipo es que estamos para servir a todos los que quieran entrar por esa puerta», dice, y admite que lidiar con el problema del VIH/SIDA a nivel de la comunidad «sin sentirse amenazado… es un proceso muy, muy largo».

Pagando el alquiler, pintando casas y entregando comida y agua es como Nancy Rivera trabaja a menudo para combatir el VIH/SIDA.

Nils Arne Kastberg dirige la división de América Latina de UNICEF. UNICEF, por supuesto, es una inmensa subdivisión mundial de la agencia mundial aún más grande conocida como la Organización de Naciones Unidas. La ONU tiene una división entera dedicada a la información sobre el SIDA y cómo tomar acción con respecto a esa enfermedad, llamada UNAIDS.

Kastberg, que se crió en Sudamérica, se ha propuesto como misión el bienestar de los niños. Desde que comenzó el nuevo milenio, señala él, el VIH/SIDA ha influido en casi todo el trabajo que realiza la UNICEF. Además del sorprendente hecho de que hay 750.000 huérfanos por causa del SIDA en América Latina, está el problema de la nutrición de los recién nacidos. Todos sabemos que el alimento más saludable para un recién nacido es la leche de su madre, siempre y cuando la madre esté en buen estado de salud. Cuando la madre tiene VIH —como es el caso de un número creciente de mujeres de Latinoamérica y el Caribe que está en edad de concebir—, surge el problema de aconsejarle a la mamá que le dé de mamar a su bebé o que use un suplemento. La leche de pecho en sí misma no porta el virus del VIH, pero cuando una mujer le da de lactar a su bebé, existe la posibilidad de que el bebé chupe la sangre de ella, lo cual sí *podría* acarrear un riesgo de transmisión. De hecho, la leche de fórmula es una alternativa práctica y saludable sólo cuando se dispone de agua potable y limpia.

A veces Nils Arne Kastberg lucha contra el SIDA mediante la creación de estrategias junto a jefes de estado para coordinar el cuidado y la intervención para mujeres y niños, y para reducir la cantidad de madres adolescentes, mediante todo tipo de proyectos de apoyo educativos y familiares. En ocasiones, sin embargo, igual que Nancy Rivera, la lucha de Nils Arne Kastberg contra el SIDA consiste en suministrar agua.

El Dr. Ramón Gadea, el médico que solía dirigir la clínica de salud de Esperanza en el norte de Philadelphia, ha estado al tanto del SIDA desde antes de ser médico. Cuando era niño, su tía murió, desatendida, en el salón de emergencia de un hospital en Puerto Rico, debido a que el personal que estaba de turno tenía miedo de tocarla. No hace mucho, él se encontró frente a frente con los estragos que ha causado la epidemia en la República Dominicana. En lugar de esperar a crear una estrategia a nivel nacional, el doctor Gadea estableció y patrocinó con su propio dinero una pequeña clínica en San Pedro de Macorís, a la que ofrece el dinero que recauda al entrenar a las compañías farmacéuticas. Él espera que la clínica y el modelo establecido allí puedan reproducirse, ya sea dentro de su propia organización —Access Caribe— o fuera de ella. Pero por ahora, hace todo lo que está a su alcance para convertir a esta clínica de salud en un verdadero éxito.

A veces la gente lucha contra el SIDA cuidando a los enfermos. Llega un momento en que ayudar a las personas que tienen SIDA consiste en darles consuelo a los que se están muriendo. La reverenda Rosa Caraballo era esposa de un pastor en el Bronx cuando se encontró por primera vez a una persona con SIDA. Ella se había criado en una familia militar que asistía a la iglesia. A principios de los años ochenta, miembros de su congregación fueron los primeros que recurrieron a ella en busca de ayuda para lidiar con los numerosos problemas que se presentaban cuando había VIH/SIDA en la familia.

Quienes conocen su trabajo en años posteriores —como capellana de hospital y directora de un programa comunitario para mujeres hispanas cuyas familias han sido afectadas por el VIH/SIDA— generalmente se asombran de la cantidad de «capacitación en el puesto de trabajo» por la que ella pasó en los primeros tiempos. Estudió, recogió información y llegó a conocer personas de la comunidad para poder prepararse mejor para ayudar a quienes confiaban en ella. Lo en que ese entonces se puso en marcha, no se ha detenido aún; ella sigue siendo portavoz, amiga y abogada de los derechos de las familias cuyas vidas se han visto afectadas por el SIDA.

La reverenda Caraballo y varias otras mujeres con las que ella ha trabajado relatan ahora sus historias en *Pacto de Esperanza: el viaje de sanación de una mujer durante la epidemia del SIDA*. Me enorgullezco en decir que este libro bilingüe, lleno de historias personales y de información práctica, fue publicado recientemente gracias a una donación de Esperanza USA. Estoy aún más orgulloso de conocer a una mujer como la reverenda Caraballo, que hace unos años se negó a evitar la responsabilidad. En vez de eso, aceptó el desafío, y desde entonces, calladamente, ha dado consuelo y ha ayudado a cientos de familias. Puedes obtener más información sobre el libro en www.esperanza.us.

A veces puedes combatir el SIDA si te conviertes en un consejero y amigo informado.

¿Qué puedo hacer yo personalmente?

Cada vez que quieras lograr una meta, tienes que hacerlo por etapas. Si te matricularas en la escuela, no intentarías aprender al mismo tiempo todo lo que tienes que saber. Imaginemos que hacerse consciente, saludable y, de alguna forma, involucrarse en un mundo de VIH/SIDA, es como ir a la escuela. Tengo que comenzar con lo básico: «VIH/SIDA 101». Luego, decido cuánto más quiero avanzar en mi educación, sin sentir vergüenza si me detengo cuando, por el momento, he llegado al tope de mi capacidad. Por supuesto, tampoco tienen que sentirse avergonzadas las personas que ofrecen cursos avanzados ni quienes los toman. Recuerda, cualquier trabajo que hagas en un momento determinado te pone en contacto con una necesidad relacionada con el VIH/SIDA. Mientras más preparado estés, más efectiva será tu respuesta.

Los cursos para los estudiantes del primer nivel podrían incluir los siguientes:

- «Educarme». Este curso cubrirá los siguientes tópicos: ¿Qué es el SIDA? ¿Cuándo se originó y se propagó? ¿Cómo se transmite hoy en día? Un proyecto de clase que yo recomendaría enfáticamente sería visitar el sitio web de Esperanza USA, donde puedes encontrar hojas de datos sobre el VIH/SIDA. Comienza en www .esperanza.us, y ve a Programas/Pacto de Esperanza.

- «Cuidarme». ¿Cómo me cuido de no contagiarme con el VIH? ¿Cómo me cuido de no transmitirlo?

Los cursos para los estudiantes del segundo nivel podrían incluir los siguientes:

- «Desarrollar conciencia y etiqueta». Ser franco y estar informado sobre el tema del VIH/SIDA no significa que hay que ser insensible o maleducado. Aprende a compartir la información sin perder la consideración por los sentimientos de los demás, y conviértete en un recurso en quien ellos puedan confiar.

- «Educar a mi familia y cuidarla». ¿Dónde se ofrecen pruebas de VIH en la zona donde vivo? ¿Quiénes deben hacerse la prueba? ¿Cuáles son algunas de las reacciones probables al enterarse de un resultado positivo? ¿Qué tipo de respuestas resultan más eficaces?

Al realizar el segundo nivel, me he convertido en una persona a quien los amigos y la familia pueden acudir en busca de información básica cuando surge una duda.

Los estudiantes que alcanzan este nivel quizás les gustaría firmar el Pacto de Esperanza que miles de personas han firmado en toda la nación, lo que demuestra su compromiso de luchar contra el VIH/SIDA en la comunidad hispana. Esto se encuentra disponible en nuestro sitio web, www.esperanza.us.

Los cursos para los estudiantes del tercer nivel podrían incluir los siguientes:

- «Tener conciencia de los esfuerzos comunitarios». Este curso educa a los estudiantes acerca de los servicios de entrega de comidas, los programas de amigos y los programas de educador comunitario, y también ofrece educación para convertirse en facilitador de grupos de apoyo o voluntario en el hospital. Los requisitos del curso exigen experiencia práctica; los estudiantes pasarán al menos diez horas en la prestación de servicios.

Los cursos para los estudiantes del cuarto nivel podrían incluir los siguientes:

- «Tener conciencia de los esfuerzos internacionales y participar en ellos». Este curso instruye a los estudiantes acerca de las organizaciones misioneras, las agencias internacionales y en cómo encontrar formas para proveer

los fondos y la experiencia —a corto y a largo plazo— que se necesitan en estas áreas.

Cada «nivel» que se termina es valioso en sí mismo. Si todo el mundo hace algo, será asombroso lo rápidamente que podríamos dar marcha atrás a la propagación del sufrimiento.

He decidido ofrecer una clase más en mi escuela imaginaria: un curso avanzado optativo sólo para hombres. Me encantaría ver que se les ofrezca a las mujeres un curso similar, pero yo no estoy cualificado para enseñarlo. Dejaré en manos de las autoridades que creen e implementen ese tipo de curso. Las mujeres son bienvenidas como oyentes a mi clase, así como aquellos hombres que aún no están seguros de si desean avanzar tanto en su compromiso de trabajar por detener la propagación del VIH/SIDA.

Sólo para hombres (valientes)

Imagínate que caminas por una calle de tu barrio. Tu esposa va contigo. Te ríes como no te has reído en mucho tiempo mientras caminan hacia el pequeño restaurante que está a unas cuadras de distancia. Se está haciendo de noche mientras cruzas la calle hacia la sección más comercial donde se encuentran los edificios más viejos y altos. Subes el borde de la calle y comienzas a cruzar las losas de concreto que forman la acera.

Súbitamente, de entre los primeros dos edificios que están en esa hilera, salta un tipo y agarra a tu esposa. Como un relámpago, sabes que has visto a este delincuente merodeando cerca de la gasolinera y el bar de la esquina. Te empieza a hervir la sangre. Antes de que ni siquiera hayas tenido tiempo de pensarlo, te lanzas sobre este individuo y lo golpeas con una fuerza que no imaginabas tener. Él cae al suelo, y tú le das puñetazos en la cara como si quisieras sacarle sangre. Él te da vuelta, y *ahora tú estás de espaldas sobre la acera. En medio de tu rabia, te das cuenta de que él podría matarte antes de que tú lo mates a él. Sangras por la nariz y te duele la cabeza. Lo tienes sentado encima de ti. Lo empujas hasta que cada músculo de tu cuerpo está tenso y contraído. El tipo es como una roca y no se mueve. Pero tú no te das por vencido. Encontrarás la fuerza o morirás en el intento, porque ésta es tu esposa, tu familia, tu vida.*

Caballeros, tenemos que hablar. Las cifras lo dicen. El VIH/SIDA está acechando a las mujeres y a los niños hispanos.

¿Dónde se contagian los niños con el VIH/SIDA? Los niños pequeños por lo general se hacen positivos al VIH de una sola manera: a través de una madre positiva al VIH durante el embarazo o el alumbramiento. Las excepciones son enormemente graves: el niño puede haber sido víctima de algún tipo de abuso sexual, o puede haber entrado en contacto, lo cual es extremadamente raro, con sangre contaminada.

Hay medicinas disponibles para reducir de manera significativa el riesgo de transmisión durante el nacimiento, aunque un par de cosas impide que algunas mujeres se aprovechen de esto. O no tienen el dinero o el cuidado médico adecuado, o ni siquiera saben que están infectadas. Las regulaciones que rigen las pruebas de VIH en los Estados Unidos varían de acuerdo al estado. En algunos estados, se les hace la prueba a todos los prisioneros. En algunos hospitales, los pacientes admitidos son sometidos a la prueba. Pero la mayoría de esas prácticas dependen de que la persona decida pedir una prueba o someterse a ella. Cuando una persona se hace la prueba de VIH es porque, generalmente, tiene una razón para pensar que podría estar infectada.

Los niños hispanos adquieren el VIH de sus madres. ¿Dónde adquieren el VIH las mujeres hispanas? En la mayor cantidad de casos, las cifras muestran que las mujeres hispanas adquieren el VIH de los hombres, no de agujas ni de transfusiones.

No trato de ser paternalista, y no quiero sonar machista. (No lo soy). Sólo quiero ser realista. Hay varios medios en que se transmite el VIH, pero los tres principales siguen siendo: coito homosexual entre hombres, agujas infectadas que se comparten y coito heterosexual.

El gobierno y la Iglesia pueden hacer cada uno su labor, y el mundo médico puede hacer lo que hace mejor. Pero hay un papel que sólo *nosotros*, los hombres de nuestra comunidad, podemos desempeñar.

Vemos muchas cifras durante el trabajo que realizamos en Esperanza USA, pero lo que más me ha impactado son las historias que oímos. Cualquier relato de alguien que se enferma por culpa del VIH es triste, pero me parece aún más trágica la historia que escuchamos demasiado a menudo sobre una mujer que se infecta porque el hombre con el que vive y en el que confía lleva la infección desde el exterior hasta la casa, hasta su hogar, y hasta el cuerpo de ella.

Si esto sucediera una vez y lo supiéramos, eso sería suficiente para que los hermanos de ella se rebelaran y tomaran acción. Pero la situación se repite demasiado a menudo en los Estados Unidos y América Latina. Puede que algunos hombres hagan esto sin darse cuenta de que llevan en ellos el VIH. Pero muchos otros están totalmente al tanto de su propia condición y, a pesar de eso, se niegan a decírselo a su pareja.

Hay leyes en los Estados Unidos que penalizan a quienes propaguen el VIH a sabiendas. Pero no vemos muchos casos de miembros de familia que le formulen cargos a las personas que aman por haber llevado la enfermedad a sus vidas. Sí, también sabemos que las mujeres han infectado desconsideradamente a sus parejas sexuales sin advertirles acerca de los riesgos. Pero las cifras, en estos momentos, señalan en dirección de la infección de hombre a mujer.

Si tú acarreas el virus del VIH o tienes SIDA, tienes que tener la conciencia moral de proteger a tu compañera/o sexual. No sólo debes educarte a ti mismo/a acerca de la enfermedad, sino educar y proteger a los demás.

Repito, cientos de personas ya han firmado el Pacto de Esperanza que promovemos a través de nuestro sitio web y en reuniones regionales sobre el VIH/SIDA. Por favor, considera unirte a las filas de aquéllos que quieren ser parte de la solución y no parte del problema. Ve a www.esperanza.us y firma el Pacto de Esperanza.

SEXTA PARTE

Las horas finales

El personal de la unidad de SIDA del hospital tuvo una reunión especial respecto a la familia. El paciente en la habitación 412B estaba muy enfermo y de *muy* mal humor. Sin embargo, tenía tantos visitantes que el personal tuvo que intervenir durante sus rutinas diarias. Alguien siempre llegaba cada vez que se permitían visitas. La suegra y la esposa del paciente estaban allí casi siempre, pero para asegurarse de que siempre hubiese alguien con él, la familia se turnaba. Por eso, el personal a menudo tenía que confrontar a alguien nuevo a quien había que explicarle las precauciones necesarias tanto para el bien del paciente como para el bien del visitante.

En realidad, esto se estaba convirtiendo en un problema tal, que el personal consideró limitar las visitas sólo a los familiares más cercanos. No sabían cómo decírselo. Por lo general, este tipo de cosas no sucedía, y nadie sabía si tratar la situación como un problema o no. El personal oía que el paciente no siempre era amable con quienes venían a verlo, pero también veían que casi siempre comía y dormía un poco mejor después que algún familiar había venido a verlo. Seguían viniendo y turnándose. Era un caso raro en la unidad de SIDA: un paciente con demasiados visitantes.

Un día, el doctor le dio a la esposa del paciente un informe especialmente negativo. Ella se fue de la unidad llorando y se fue directamente al único lugar donde sabía que se sentiría lo bastante segura como para dar rienda suelta a sus sentimientos y enfrentar la realidad: la casa de su madre.

«Mamá, hoy estaba inconsciente». Sandra temblaba ligeramente mientras tomaba una taza de té en la cocina, tratando de animarse y tranquilizar sus nervios. «No pudo hablarme. Ya ni parece ser el mismo. Está tan chiquito, tan débil». Dejó a un lado la taza de té y recostó la cabeza sobre la mesa.

«Ay, Sandra. Ay, *mija*». Abuela dijo esto una y otra vez mientras acariciaba la cabeza de su hija. Entonces se dijo una oración en voz muy baja —así era como ella rezaba, a menos que alguien le pidieran hacerlo en voz alta—, y luego habló otra vez. «Esto es algo tan difícil para ti. Mi amor, tú sabes que todo el mundo ha hecho todo lo posible. Hasta Héctor ha cooperado cuando entendió la gravedad del asunto. Ahora tenemos que esperar. Y tenemos que cuidarte a ti también. Quiero que te acuestes un rato antes de que lleguen Marcos y Delia. Después vendremos para asegurarnos que comas algo. ¿Sí, mi amor?».

«Mamá, no puedo dormir…».

«No dije dormir. Dije que te acuestes. Vamos, trata de hacerlo».

Sandra no se había levantado todavía cuando Marcos y Delia llegaron por la puerta trasera. Entreron silenciosamente y se sentaron en la mesa de cocina. Marcos se quedó envuelto en su bufanda, su sombrero y su chaqueta durante un rato luego de haberse sentado. Últimamente había estado sintiendo más frío que de costumbre. Sandra se quedó donde estaba, con la cabeza apoyada en los brazos.

«No estás sola, mi amor», dijo Abuela. «Estamos contigo».

La familia siempre se había vestido bien para ir a funerales. El abuelo era un obrero, pero se ponía saco y corbata para las cosas importantes: una boda, un bautizo y, sobre todo, un funeral. Siempre saco y corbata para Abuelo, finalmente hasta para su propio funeral, que había tenido lugar muchos años atrás. Abuela había cuidado el traje sastre de lana oscura que ella había usado en aquella ocasión. Le había hecho ligeras y hábiles modificaciones cada vez que había tenido que ponérselo. Cuando lo guardaba, se ocupaba de mantenerlo cepillado, limpio y bien colgado.

Cuando lo sacó esta vez, fue por su yerno más joven, Héctor. «Ésta es la primera vez que hago esto por uno de mis hijos», dijo, cerrando los ojos y recostándose sobre el marco de la puerta del closet antes de sacar el perchero de la barra de donde estaba colgado. Delia, que había venido a ayudarla a arreglarse, le quitó la pesada bolsa que guardaba el traje y la extendió sobre la cama. Abrió cremallera y sacó el traje.

«Todavía se ve hermoso, Abuela», dijo, mirando los serenos ojos de Abuela y su cabello plateado, peinado a la perfección.

«Gracias a Dios», dijo tranquilamente. «Vamos a vestirnos».

Poco tiempo después, Marcos las recogió para llevarlas en el auto hasta la funeraria, donde él y la familia darían la bienvenida a los visitantes durante largas horas. Los padres de Héctor habían fallecido; Abuela había sido su única madre desde que sus propios hijos eran pequeños. Tenía un hermano y una hermana con quienes todavía se mantenía en contacto, y la familia esperaba que tendrían que ofrecerles mucho apoyo. Al tío de Marcos, a quien, para empezar, nunca le había gustado hablar, le había sido muy difícil decírselo. Una vez que se enteraron, se habían esforzado lo más posible para superar las tensas relaciones, para tratar de estar a su lado.

Abuela entró a la funeraria y vio que Sandra ya estaba allí, hablando con su hermana, Lucy. Tenía los ojos hinchados y enrojecidos, pero ella también se había ocupado de que su ropa luciera bien.

«Ay, Mamá», dijo, aceptando el abrazo que le ofreció su madre. «¿Por qué me deja ahora que por fin lo amo?».

«Abuela». La hija de Sandra, Susie, entró al salón procedente de la oficinita donde había estado arreglando los últimos detalles con el director de la funeraria. Caminó hacia donde estaba su abuela y la besó. Su esposo, que vestía en uniforme de gala, salió de la oficina cargando un portabebés. Dentro del asientito, por cuyas orillas se salían los bordes de frazaditas nuevas, descansaba el bebé, el primer nieto de Héctor y Sandra.

«Abuela, él alcanzó a conocer al bebé», dijo Susie, a quien los ojos se le llenaron de lágrimas. «Nunca lo vi tan feliz».

«Hiciste bien, *mija*. Hiciste muy bien. Aunque no te haya dicho nada, tú sabes que él estaba orgulloso de que le hubieras puesto Héctor a tu hijo».

Entonces Abuela miró al resto de su familia. «Susie honró el recuerdo de su padre. Hagamos nosotros lo mismo. Recuerden, mañana vamos a tener nuestro tiempo para llorar en casa. Mañana lloraremos y hablaremos en casa, ¿de acuerdo?».

El director ubicó a la familia alrededor del féretro y por los lados del oscuro salón. Antes de que todos ocuparan su lugar, cada uno de ellos se acercó al ataúd y se despidió de Héctor. Cerraron la pesada tapa de madera antes de que llegaran los visitantes; con el rostro descarnado y pálido, las ropas colgándole de puros huesos, no era el Héctor que todos conocían. Él no hubiera querido que alguien que no fuera de la familia lo viera así.

Fue necesario abrir el acordeón que dividía el salón para poder acomodar a todos los que vinieron a dar su último adiós; aún así, la multitud se extendía desde el frente hasta el fondo a lo largo de ambos lados del salón. Los más chicos de la familia estaban sorprendentemente callados mientras jugaban en la parte trasera del salón. Lucy y Delia tomaban turnos para sentarse con ellos y mantenerlos bajo control.

A todos se les había dicho que tuvieran mucho cuidado con lo que decían delante de los hijos de Marcos y Delia. Ya eran bastante grandes como para poder entender muchas cosas. A estas alturas, sabían que su papá también estaba gravemente enfermo, aunque él hacía su mejor esfuerzo para jugar con ellos y mantenerse lo más saludable posible. En determinado momento, fue inevitable que los chicos sintieran de una manera muy intensa todo lo que sucedía a su alrededor esta noche.

Las puertas se abrieron, los visitantes comenzaron a llegar y empezaron a escucharse los típicos diálogos que se oyen en los funerales. «Gracias por venir». «Sí, en sus últimos momentos estaba muy tierno y muy tranquilo». «Sé que Sandi agradece el apoyo que le brindan sus compañeros de trabajo». «Gracias». «Sí, que Dios lo bendiga a usted también». «La pasó muy mal antes de morir, pero tuvo mucho tiempo para despedirse y poner sus cosas en orden».

De vez en cuando, llegaba alguien por la línea de recibo y le decía a la familia que era una amistad de Abuela. Estas personas, hombres y mujeres, jóvenes y viejos, decían que rezaban por la familia y que estaban seguros de que Héctor estaba ahora completamente sano y en paz.

Abuela se mantuvo de pie casi todo el tiempo. De vez en cuando le decía a Sandra que se sentara en el asiento del centro en la primera fila. El pastor de Abuela —que recientemente se había convertido en el pastor de Sandra y de Héctor—, estaba sentado también en la primera fila, hablando unas veces con la joven viuda y en otras ocasiones observando calladamente al resto de la familia. Al final del horario de visitas, se puso de pie frente a todos y ofreció una breve plegaria.

«Gracias, Dios, por haber estado aquí con nosotros todo el tiempo», dijo. «Te pedimos que te quedes junto a nosotros durante esta larga noche. Rogamos que tu paz —la paz más profunda que tú ofreces, aquella paz que nosotros no podemos entender por completo— llegue a cada uno de nosotros esta noche. Camina con nosotros mientras damos por terminada esta última recordación de Héctor, que ya no sufre y está junto a ti. Respetemos a nuestro hermano y honrémosle en todo lo que decimos y hacemos. Amén».

El director de la funeraria se adelantó para despedir a la familia lo más diplomáticamente posible y dar instrucciones sobre dónde y cuándo iban a celebrarse los servicios al día siguiente.

Marcos era uno de los portadores del féretro. Había insistido en serlo y nadie iba a discutir con él. De todos modos, todos tuvieron que admitir que últimamente se había estado sintiendo mejor. Hoy, parecía haber concentrado cada onza de fuerza en desempeñar este último servicio para Héctor.

Los portadores depositaron el ataúd y se unieron a sus esposas y sus seres queridos en los bancos de la iglesita que antendía Abuela. Los músicos de la iglesia tocaron una música suave en el órgano cuando entró el féretro, y sus familiares llevaron a Sandra hasta su asiento al frente, junto a Abuela.

El pastor principal —un hombre de unos setenta años— dio

inicio al servicio religioso con una plegaria. Luego cantó un solista. Héctor no era el tipo de persona que tuviera una canción preferida, así que quizás le había dicho a Sandra que escogiera algo que a ella le gustara. Pero a Sandra le fue muy difícil concentrarse y tomar decisiones, por lo que al final los detalles de la música y las flores recayeron en Susie.

Mi anhelo, mi deseo, siempre has sido tú

Llegó el momento del panegírico, las palabras finales. El pastor principal, el que había rezado en la funeraria la noche anterior, permaneció sentado. Su hijo, que llevaba un saco oscuro sobre una camisa negra sin cuello, se levantó y se acercó al púlpito de acrílico transparente. Después de dar tranquilamente la bienvenida a los asistentes —miembros de la familia, unos cuantos amigos de Sandra y un sorprendente número de feligreses— su algo seria actitud se hizo menos formal.

«Le pedí a mi papá que me dejara pronunciar aquí algunas palabras hoy», dijo. «Aunque ustedes no me conocen bien, yo he llegado a conocerlos a ustedes —a Héctor, a Sandra, a Abuela y a la familia— durante los últimos meses. Lloro junto a ustedes la pérdida de su esposo, su padre, su hermano, su tío, su primo y su yerno. Ya lo extrañan. Han enfrentado algunas situaciones difíciles: el dolor físico de Héctor y su sufrimiento, y también sus propias emociones, mientras han tenido que lidiar abiertamente con cosas que han permanecido ocultas durante largo tiempo. Están exhaustos de todo lo que han tenido que pensar y hablar, de confrontar lo desconocido y también lo conocido. No hay oro ni plata que pueda reparar y devolverles lo que esto les ha costado. Yo creo que sólo recuperarán la fuerza cuando acudan al Señor.

»Yo no sé cómo es actualmente la relación de cada uno de ustedes con Dios. Pero le pregunté a mi padre si podía hablar porque realmente quería comunicarles esto. Sépanlo o no, les importe o no, ustedes han realizado la intención de Dios en la forma que cuidaron a Hector y en la forma en que se apoyaron mutuamente. Es precisamente en esa manera que Dios quiere que su gente actúe. Él dice: 'Así como el cuerpo es uno y tiene muchos miembros, así también es Cristo... Y si un miembro sufre, todos los miembros sufren con él; o si un miembro recibe honores, todo los miembros se regocijan con él'. Toda mi vida me han enseñado esto, pero no sé si alguna vez lo he visto demostrado como lo he visto a lo largo de los pasados meses. Creo que Dios honrará la atención que ustedes han brindado, el amor que han demostrado, la generosidad que han puesto en evidencia. Sé que han tenido días en los que la ira los ha impulsado a decir cosas o a tener pensamientos de los que se sienten avergonzados. Sepan que Dios está listo para perdonarlo todo, tan listo como lo está para glorificarse y honrarlos a ustedes de la misma forma en que ustedes lo han honrado a Él y Su forma de hacer las cosas... Repito, sépanlo ustedes o no lo sepan.

»Familia de nuestra iglesia», concluyó, «quiero incluirlos a todos ustedes también en esto: su atención por la señora San Rafael y su preocupación por ella, por su hija y su yerno, y por el resto de su familia, me ha hecho sentir orgulloso no sólo de ser pastor de esta iglesia, sino también de ser parte de ella. Ellos eran relativamente nuevos entre nosotros. Llegaron aquí con un problema muy grande. Y encontraron un lugar donde pudieron hablar de su situación —la presencia del VIH/SIDA en su familia— y donde fueron recibidos y bienvenidos, y donde se les brindó aliento y ayuda. Me siento orgulloso de conocerlos a todos ustedes, y me siento orgulloso de ser uno de ustedes».

Todo el mundo se quedó en silencio. Los músicos comenzaron a tocar de nuevo; era la misma canción que habían tocado antes.

Suavemente, el solista invitó a quien la supiera que lo acompañara, y la mayoría de los feligreses comenzó a cantar. Nadie de la familia se sentía con ánimo como para cantar también, pero igual que todos nosotros, muchos comentaron después entre ellos que les gustó sentirse rodeados por la música en aquel momento.

De mañana te buscaré y sé que te hallaré.

Cuando recibieron la señal del pastor, Marcos y los demás portadores se levantaron y ocuparon sus puestos asignados alrededor del féretro. Luego transportaron el ataúd de Héctor, pasando lentamente delante de los miembros de su familia, quienes se incorporaban cuando la procesión llegaba a su fila. Cada fila, a su vez, se unió a la procesión hasta que se formó una hilera que llegaba hasta el frente de la iglesia.

Una carta de Marcos

Unas cuantas semanas después de la muerte de Héctor, Marcos le dio un regalo a cada miembro de la familia. Les había escrito una carta a todos los niños de la familia, dijo, para que sus padres se las dieran cuando decidieran que ya eran lo suficientemente grandes como para saber acerca del VIH/SIDA. El funeral de Héctor había hecho que Marcos se diera cuenta de dos cosas: que los niños necesitaban información, y que talvez él ya no estaría entre ellos para hablarles a cada uno cuando estuvieran lo suficientemente grandes.

Queridos niños:

Oigan, muchachos. Éste es Marcos, su tío, su primo grande... ya saben, Marcos. Si todavía estoy por aquí cuando les den esto, pueden venir a preguntarme todo lo que quieran...

pero no me vengan haciéndose los importantes, porque esto es serio. Y si no estoy por aquí para hablar con ustedes... bueno, todo lo que tengo que decirles es que escuchen a sus padres, sobre todo cuando les lean esta carta. Y mucho menos se hagan los importantes con ellos. Ellos los quieren y están haciendo lo que deben hacer cuando tratan de protegerlos, de ayudarlos a que crezcan sanos para que puedan vivir lo bastante para conocer a sus nietos. Sí, sé que ahora no están pensando en esas cosas, pero créanlo o no, lo que hacen con ustedes mismos ahora ayudará a decidir qué tipo de adultos serán.

¿Quieren verse bien y divertirse? Tienen que mantenerse saludables. ¿Quieren ganar mucho dinero? Para eso necesitan salud. ¿Quieren vivir libres? Entonces, no se echen arriba problemas al enfermarse porque no cuidaron sus cuerpos cuando eran jóvenes y creían que nada les podía hacer daño. ¿Quieren vivir verdaderamente libres? Entonces no se echen arriba una responsabilidad adicional y un sentido de culpa porque podrían haber enfermado a alguien.

Su cuerpo les pertenece para que lo disfruten de la manera apropiada, en el momento apropiado, con la persona apropiada. Su cuerpo también les pertenece para que sean responsables de él y con él. Los genes de la Abuela están en ustedes. Ella es una señora muy lista que ha vivido mucho, y lo ha hecho bien. Siempre lo pensaba dos veces antes de hacer algo. Y siempre pensaba en los demás cada vez que hacía algo.

Yo tengo que vivir con una enfermedad para la cual no hay cura. Tengo que vivir observando la mirada triste de los ojos de mi bella esposa. Esta tristeza estaba allí incluso desde antes que ella me conociera, cuando yo era un adolescente. Yo tenía relaciones sexuales con gente a la que no conocía, y esas personas tenían relaciones sexuales con otras a las que ellas no conocían.

Algunas de esas personas se inyectaban drogas. No sé quiénes más se enfermaron, pero yo sí me enfermé. Tengo VIH/SIDA, y durante mucho tiempo no lo supe.

El SIDA demoró años en apoderarse de mi cuerpo porque yo era saludable. Tuvo que luchar contra toda la buena salud que Dios me dio. Cuando lo descubrí, empecé a combatirlo, pero ha sido muy difícil. Todos los días tengo que tomar muchas medicinas que me dañan el estómago. No puedo comer todo lo que quiero, y no me veo tan guapo como lo era antes. Mis hijos se dan cuenta de que su padre está enfermo. No soy el tipo divertido que quisiera ser para ellos. Tengo que hablarles de cosas que ellos son realmente demasiado jóvenes para saber.

Le doy gracias a Dios por ser parte de una familia grande y cariñosa. Si tuviera que pasar por esto solo, ni siquiera lo intentaría. Pero créanme, duele muchísimo saber que haces infelices a las personas que amas. Es doloroso saber que ni siquiera los días que te quedan puedes vivirlos a plenitud. Les ruego, niños, que aprecien lo que tienen —vida, salud y familia—, y que lo cuiden mucho.

Diviértanse jugando al fútbol y al baloncesto. Estudien mucho. Aprendan cosas adicionales que no son parte del curso escolar. Dediquen su juventud y su energía a ayudar a los demás. Hagan buenas amistades. Aprendan a tocar la guitarra o el baile de moda. Aprendan a brincar con dos cuerdas. O conviértanse en cocineros maravillosos como Abuela. Lo que sea. Pero háganlo.

Cuídense. No se pongan en peligro y no pongan en peligro a los demás. Forjen una vida buena.

Cariños,
Marcos

Mantenerse informado sobre los temas de salud en el mundo actual puede parecer muy complicado. Con tanto que se publica por Internet y los muchos otros medios de difusión disponibles, talvez te preguntes cómo puedes decidir cuál información es buena, cuál está equivocada y cuál, simple y sencillamente, es propaganda.

Ante todo, déjame aplaudirte por haber leído este libro. Eso demuestra que tu corazón sabe lo que hace. Ahora, si quieres que tu cabeza esté al nivel de tu corazón, por favor, aprovecha el consejo de las siguientes páginas acerca de dónde buscar más información. Entre los temas que se tratan están:

- *Cuidar tu propia salud.*

- *Brindar apoyo a un ser querido.*

- *Hacerte un miembro activo de tu comunidad.*

- *Influir positivamente en la epidemia a nivel mundial.*

Lo más importante, si tú tienes VIH/SIDA, conoces a alguien que lo tenga o incluso si eres uno más entre las masas cada vez mayores que sólo desean aprender más acerca de esta epidemia, comprende esto:

Hay una respuesta.

—Julissa, cantante

EPÍLOGO

Hemos aprendido que el VIH/SIDA no sólo pueden destruir un cuerpo, sino que también pueden destruir a la familia, los amigos y hasta una comunidad. Debemos aprender a no estigmatizar a las personas que lo padecen, sino a ser compasivos con ellas. Una gran cantidad de personas se alejan de quienes están infectados o, peor aún, atacan a alguien con la excusa de que Dios ha castigado a esa persona con esa enfermedad por sus pecados. Pero en realidad, no es Dios el que ha propagado esta enfermedad; hemos sido nosotros. No deberíamos impedir el mandato de Dios de amarnos los unos a los otros. Independientemente de la razón por la que sufre el prójimo, nuestro deber es estar a su lado para rogar por ellos y ayudarlos.

Hay una cosa que el VIH/SIDA no puede destruir: el amor verdadero. Esta enfermedad puede apoderarse del cuerpo y de la mente, pero no puede apoderarse del alma. El alma pertenece a Dios todopoderoso y es el amor de Dios el que siempre ganará la batalla. Es una bendición cuando personas como tú se convierten en agentes de Dios y dan a las víctimas de este virus el regalo de poder aliviar esa carga y esa desesperación a través de Cristo nuestro Señor. El VIH/SIDA nunca podrá destruir el amor que siente Dios por el ser que sufre. No sólo deberíamos extender nuestro amor a las personas que han sido afectadas por el VIH/SIDA, sino también a sus familias y amigos. En muchas ocasiones he sabido de una persona infectada con el VIH/SIDA a quien nadie ha tocado ni abrazado desde que se infectó. La angustia mental y espiritual de ser excluido de las relaciones humanas, además de tener que confrontar la habilidad personal para vivir, resulta a veces una carga demasiado pesada para una persona y puede conducir a una depresión que debilita aún más. Muchísimas veces me han dicho, y lo sé por experiencia, que compartir el amor de Dios y tomar las manos durante la plegaria, o la alegría del abrazo, es lo que rejuvenece el espíritu del paciente de VIH/SIDA. Esto también resulta maravilloso para aquellos de nosotros que prestamos servicios, ya que nos brinda un atisbo del verdadero amor de Dios, de la redención del espíritu y de la fragilidad de la vida. Sólo se puede servir de esta manera si se ha sido tocado por el espíritu de Dios. Permite que Dios te use de esta forma y esto te dará una nueva visión de Su amor y Su compasión.

¿Qué mejor testimonio puede tener una persona de fe que estar entre aquellos que aman a los que sufren? En las Sagradas Escrituras (Mateo 25:31–46), Cristo dice que lo positivo que hacemos por el hambriento, el sediento, el desconocido, el desnudo, el enfermo o el que está preso, lo hacemos por Dios mismo. Cristo brinda una oportunidad a aquéllos que quieren ser sus representantes.

Entonces, ¿cómo podemos unirnos a la lucha contra el

VIH/SIDA? Es evidente que hay pasos sencillos que podemos tomar. Desarrolla tu lado espiritual al ponerte al servicio de los demás. Busca oportunidades de educar a otras personas acerca del VIH/SIDA. Ponte en la mejor disposición posible de ser amigo y miembro de la familia de quienes son afectados por la epidemia. Por último, lucha contra la enfermedad. Dios nos ha pedido que amemos al prójimo como nos amamos a nosotros mismos. Amar es curar, ya sea mediante nuestra buena voluntad, nuestras plegarias o nuestros actos de bondad. ¡Únete a nosotros!

Para más información sobre esta enfermedad y cómo puedes ayudar, o para encontrar recursos disponibles, por favor, visita www.esperanza.us.

AGRADECIMIENTOS

Quiero agradecerles a todas las personas que han participado en Pacto de Esperanza y a todos los miembros del clero que han cooperado con este esfuerzo durante los últimos cinco años. A todas las celebridades que dieron su tiempo para hacer un CD y una película, gracias. Con respecto a todas las ideas que logran llevarse a cabo, tengo que agradecerles a quienes me ayudaron e inspiraron a lo largo del camino: a Sheila Greco, por su buena disposición para trabajar junto a mí. Muchas gracias al reverendo Fred Estrada, al doctor Ramón Gadea, director ejecutivo de Access Caribe, a la reverenda Rosa Caraballo y a Nancy Rivera, de Sembrando Flores, en Miami. Todos ustedes son héroes que están a la delantera en la batalla contra el VIH/SIDA y dispuestos a compartir sus experiencias. Gracias a Miguel Gómez, director de OHAP, en el Departamento de Salud y Servicios Humanos de los Estados Unidos, que revisó este texto y cuyas contribuciones son esenciales. Un agradecimiento

especial al doctor Nils Kastberg, director regional de la UNICEF para América Latina y el Caribe, por compartir con nosotros las realidades de la epidemia global.

Admiro enormemente y debo agradecerle al equipo de Atria Books. Mi sincero reconocimiento a Judith Curr, publisher de Atria Books, que confió en un autor inédito lo suficiente como para promover esta serie. Gracias a mi editora Johanna Castillo por su gran paciencia y por su buena voluntad para impulsarme constantemente a hacer una buena labor. Al resto del equipo: Amy Tannenbaum —por su paciencia y ayuda—, Gary Urda, Michael Selleck, Sue Fleming, Christine Duplessis y Melissa Quiñonez, quienes han contribuido a este esfuerzo. Gracias.

APÉNDICE: ORGANIZACIONES EN LOS ESTADOS UNIDOS QUE PUEDEN AYUDAR

Esperamos que este libro resulte de utilidad para elevar la conciencia sobre el VIH/SIDA, y para aumentar la participación en los esfuerzos para prevenir su propagación. Con ese propósito, ofrecemos un directorio de varias organizaciones que han demostrado estar activamente involucradas en la investigación sobre el VIH/SIDA, en brindar ayuda a las personas afectadas y a sus familias, o en trabajar de muchas otras maneras para prevenir la propagación del virus. Muchas de las siguientes organizaciones se dedican en especial a servir a la comunidad hispana, o al menos tienen recursos disponibles en español o personal y voluntarios que hablan español.

Es importante que todos entiendan que cada clínica del Departamento de Salud de cada condado en todo los Estados Unidos está obligada a tener información y pruebas disponibles. Además, los hospitales en general están obligados a ofrecer servicios de VIH/SIDA, como son orientación y servicios religiosos. Éstos tienen una importancia crucial en situaciones de emergencia, tales como violaciones y otros tipos de abuso sexual y situaciones de crisis, para las cuales siempre debería procurarse atención médica.

Nos satisface notar que muchas de las organizaciones que están involucradas activamente en proveer información, cuidados y apoyo a quienes tienen VIH/SIDA, están dirigidas por personas de fe. Nada podría estar más de acuerdo con la verdadera fe que llevar amor y apoyo a los enfermos.

El VIH es todavía un peligro real y actual para toda la salud pública mundial, según las más recientes cifras del informe de las Naciones Unidas «Actualización del año 2005 sobre la epidemia del SIDA». Sin embargo, el informe también tiene la alentadora noticia de que los esfuerzos de prevención —donde han sido puestos en práctica— están funcionando. Esto incluye las naciones del Caribe, donde una súbita y espectacular propagación del virus entre las mujeres en el principio había tomado desprevenidos a los líderes. Los porcentajes siguen siendo elevados, pero los últimos informes indican que la propagación se ha estabilizado.

En este punto de la pandemia, la prevención es aún mucho más efectiva que cualquier método que quede por descubrir. Luego de darse a conocer el informe de las Naciones Unidas, Lisa Power, la jefa de política del Terrence Higgind Trust, del Reino Unido, dijo: «La epidemia global continúa creciendo… Prevenir ahora el VIH es mucho más efectivo que tratar sus consecuencias».

En Esperanza estamos comprometidos a ser parte de la solución a largo plazo, ya sea mediante el apoyo a quienes proveen atención directa, la distribución de información a la comunidad o haciendo que el tema del VIH/SIDA se mantenga en la esfera de intereses de los encargados de formular las políticas.

El resto de esta apéndice contiene los puntos de contacto donde puedes obtener más información sobre el VIH/SIDA. (Estos recursos también pueden encontrarse a través de enlaces en nuestro sitio web, www.esperanza.us). Si buscas ayuda, espero que una de estas organizaciones pueda darte más información, ayuda médica directa y orientación y consuelo espiritual. Sin embargo, es de vital importancia para ti que entiendas que si un grupo de esta lista no responde a tus necesidades o se acerca a ti de una forma que te hace sentir incómodo, busques ayuda en otro grupo. Hay una organización, un grupo o una persona que contestará tu pregunta o resolverá tu necesidad con la dignidad que te mereces. No hay pregunta o necesidad que no sea importante.

Mi plegaria personal por ti, que has leído en este libro, es que Dios te cuide y vele por ti, y que te use como parte de una creciente familia que tratará a los afectados por esta epidemia con la compasión, la atención y el amor que Dios quiere que brindemos.

Bendiciones.

National Center for HIV, STD, and TB Prevention, Centers for Disease Control and Prevention (CDC);
(Centro Nacional para la Prevención del VIH, Enfermedades de Transmisión Sexual y la Tuberculosis, Centro para el Control y la Prevención de Enfermedades)

División de VIH/SIDA, Línea Nacional de Prevención del SIDA:
National Center for HIV, STD, and AIDS Prevention, CDC
Mail Stop E-49
Atlanta, GA 30333
Teléfono: 800-342-2437;
para quienes hablan español, 800-344-7432
TTY: 888-232-6348
Sitios Web: www.cdc.gov/hiv/dhap.htm,
www.cdc.gov

Entre las organizaciones con las que hemos trabajado estrecha-
mente están las siguientes:

Esperanza Health Center
(Centro de Salud Esperanza)
Edificio de Consultas Médicas Parkview, Nivel Inferior
1331 East Wyoming Avenue
Philadelphia, PA 19124
Teléfono: 215-831-1100
E-mail: dw.esperanzahealth@juno.com
Sitio Web: www.esperanzahealthcenter.org

Sembrando Flores
29355 South Federal Highway
Homestead, FL 33030
Teléfono: 305-247-2438
Directora: Nancy Rivera

Access Caribe Health Care Project
(Proyecto de Cuidado de la Salud Access Caribe)
PO Box 195
Cheltenham, PA 19012
Fundador: Dr. Ramón Gadea
E-mail: accesscaribe@juno.com
Access Caribe dirige proyectos pilotos que ofrecen salud pública
por toda la región caribeña.

Christian Community Health Fellowship
(Hermandad de Salud Comunitaria Cristiana)
PO Box 23429
3555 West Ogden Avenue
Chicago, IL 60623
Teléfono: 773-277-2243

E-mail: cchf@cchf.org

Sitio Web: www.cchf.org

La Christian Community Health Fellowship, CCHF, es una red nacional de profesionales de la salud cristianos y otras personas preocupadas acerca de las necesidades de atención a la salud en las áreas pobres de los Estados Unidos.

Otros recursos importantes de información que podemos recomendar incluyen los siguientes:

The Body (El Cuerpo): Un sitio web de información sobre el cuidado personal y asuntos personas relativos al VIH y el SIDA, www.thebody.com.

AEGIS (AIDS Education Global Information System) (Sistema de Información Global de Educación sobre el SIDA): AEGIS ofrece información y enlaces actualizados que tienen nuevos recursos para el VIH/SIDA en todo el mundo, www.aegis.org.

UNAIDS: Las Naciones Unidas mantiene información de todo el mundo sobre el VIH/SIDA actualizada regularmente, y en su sitio Web de UNAIDS, www.unaids.org. El sitio está organizado por regiones.

UNICEF: Se dirige especialmente a asuntos relacionados al VIH/SIDA que afectan a las mujeres y los niños, una preocupación creciente en América Latina y en todo el mundo, www.unicef.org.

Kaiser Family Foundation
(Fundación de la Familia Kaiser)

Oficinas centrales:

2400 Sand Hill Road

Menlo Park, CA 94025

Teléfono: 650-854-9400

Fax: 650-854-4800

Sitio Web: www.kff.org

Washington, DC Office and Public Affairs Center:
(Centro de Asuntos Públicos, oficina de Washington, DC)

1330 G Street NW

Washington, DC 20005

Teléfono: 202-347-5270

Fax: 202-347-5274

Un informe importante, «Latinos y VIH/SIDA en los Estados Unidos» puede encontrasre en www.kaisernetwork.org/health_cast.

Center for the Study of Latino Religion, University of Notre Dame (Centro Latino para el Estudio de la Religión, Universidad de Notre Dame)

230 McKenna Hall

University of Notre Dame

Notre Dame, IN 46556

Teléfono: 574-631-8831

Contacto: Dr. Edwin Hernández

El Centro Latino para el Estudio de la Religión creó el informe «Respuestas al VIH/SIDA basadas en la fe» (2004) a nombre de Esperanza USA. Como parte del proyecto, el equipo de investigación compiló la siguiente lista de organizaciones que brindan información, servicios y defensa.

Organizaciones basadas en la fe

Área de Chicago

AIDS Foundation of Chicago
(Fundación del SIDA en Chicago)

411 South Wells, Suite 300

Chicago, IL 60607

Teléfono: 312-922-2322

Sitio Web: www.aidschicago.org

AIDS Pastoral Care Network, Program of Access Community Health Network

(Red de Cuidado Pastoral del SIDA)

1501 South California Avenue

Chicago, IL 60608

Teléfono: 773-826-7751, 773-257-6425

Bishop's Task Force on AIDS of the Greek Orthodox Diocese of Chicago

(Grupo Operativo del Obispado para el Trabajo con el SIDA, de la Diócesis Ortodoxa Griega de Chicago)

40 East Burton Place

Chicago, IL 60610

Teléfono: 312-337-4130

CALOR, a Division of Anixter Center

(CALOR, una división del Centro Anixter)

3220 West Armitage, first floor

Chicago, IL 60647

Teléfono: 773-235-3161

TDD: 773-235-4039

Sitio Web: www.calor.org

Sitio Web: www.anixter.org

Canticle Ministries

26 West 171 Roosevelt Road

PO Box 667

Wheaton, IL 60189-0667

Teléfono: 630-588-9165

Prevention Partnership
(Asociación para la Prevención)
    5936 West Lake Street
    Chicago, IL 60644-1833
    Teléfono: 773-378-4195
    Sitio Web: www.preventionpartnership.org

Jewish AIDS Network—Chicago
(Red Judía del SIDA—Chicago)
    c/o Norman Sandfield
    3150 North Sheridan Road, Apt. 10-B
    Chicago, IL 60657
    Teléfono: 773-275-2626
    E-mail: norman@sandfield.org
    Sitio Web: www.shalom6000.com/jaude.htm

Área de Nueva York

Catholic Charities, Diocese of Rockville Centre
(Obras Benéficas de la Diócesis de Rockville Centre, Servicios de VIH/SIDA)
    Catholic Charities HIV/AIDS Services and Day Treatment Program
    (Programa de Tratamiento Diurno de VIH/SIDA)
    333 North Main Street
    Freeport, NY 11520
    Teléfono: 516-623-7400
    Sitio Web: www.catholiccharities.com

Catholic Home Bureau
    1011 First Avenue, seventh floor
    New York, NY 10022
    Teléfono: 212-371-1000

Contacto: Philip Georgini

E-mail: pgeorgini@chbureau.org

Sitio Web: www.catholichomebureau.org

**Columbia Presbyterian Medical Center Pastoral Care
(Cuidado Pastoral del Centro Médico Columbia Presbyterian)**

622 West 168 Street

New York, NY 10032

Teléfono: 212-305-5817

Contacto: Capellán Raymond Lawrence

**General Board of Global Ministries, United Methodist Church
(Junta General de los Ministerios Globales de la Iglesia Meto-
dista Unida)**

475 Riverside Drive, Room 330

New York, NY 10115

Teléfono: 212-870-3870

Fax: 212-870-3624

Sitio Web: www.gbgm-umc.org

God's Love We Deliver

166 Avenue of the Americas

New York, NY 10013

Teléfono: 212-294-8100

Directora Ejecutiva: Nancy Mahon, Esq.

Sitio Web: www.glwd.org

Harlem Congregations for Community Improvement
(Feligresías de Harlem para el Mejoramiento Comunitario)
    2854 Frederick Douglass Boulevard
    New York, NY 10039
    Teléfono: 212-283-5266
    Sitio Web: www.hcci.org

Momentum Project
    322 Eighth Avenue
    New York, NY 10001
    Teléfono: 212-691-8100
    Fax: 212-691-2960
    Contacto: Rosalina Arocho
    Sitio Web: www.momentumproject.org

Project Hope at New York Foundling Hospital
(Proyecto Esperanza del Hospital de Expósitos de Nueva York)
    590 Avenue of the Americas
    New York, NY 10011
    Teléfono: 212-633-9300, ext. 01
    Contacto: Janice Booker
Cuidado especializado de hogares de acogida.

Área de Philadelphia

AIDS Mediation Project
(Proyecto de Mediación de SIDA)
    Good Shepherd Neighborhood House Mediation Program
    5356 Chew Avenue
    Philadelphia, PA 19138
    Teléfono: 215-843-5413

**Archdiocese of Philadelphia Department for AIDS Ministry
Catholic Life and Formation Office AIDS Ministry
(Departamento de SIDA de la Arquidiócesis de Philadelphia)**
Parte de Vida Católica y Evangelización/Respeto a la Vida
222 North Seventeenth Street
Philadelphia, PA 19103
Teléfono: 215-587-3839
Contacto: James Corr

**Catholic Social Services
(Servicios Sociales Católicos)**
105 Prospect Avenue
West Grove, PA 19390
Teléfono: 610-869-6500

**Philadelphia Yearly Meeting of the Religious Society of Friends
(Reunión Anual de la Sociedad Religiosa de Amigos de Philadelphia)**
1515 Cherry Street
Philadelphia, PA 19102
Contacto: Raymond Bentman
Sitio Web: www.pym.org/pm/faith.php

**Positive Effect Outreach Ministry (PEOM)
(Efecto Positivo del Ministerio para Proveer Servicios a la Población)**
5815 Germantown Avenue
Philadelphia, PA 19144
Teléfono: 215-848-6010

Church of St. Luke and the Epiphany, St. Luke's Hospitality Center for People with HIV/AIDS
(Iglesia de St. Luke, Centro de Hospitalidad para Personas con VIH/SIDA)
330 South Thirteenth Street
Philadelphia, PA 19107
Teléfono (Iglesia): 215-732-1918
Teléfono (centro): 215-732-9346

St. Mary's Family Respite Center
(Centro de Alivio para Familias de St. Mary)
3115 Spring Garden Street
Philadelphia, PA 19104
Teléfono: 215-387-7730
Sitio Web: www.stmarysrespite.org

Siloam Ministries
1133 Spring Garden Street
Philadelphia, PA 19123
Teléfono: 215-765-6633
Sitio Web: www.siloamministries.org/homepage.htm

Área de Los Angeles

Servicios de SIDA de El Proyecto del Barrio
8902 Woodman Avenue
Arleta, CA 91331
Teléfono: 818-830-7033

Project New Hope Episcopal AIDS Ministry
(Proyecto Nueva Esperanza del Ministerio Episcopal del SIDA)

 340 North Madison Avenue, Suite 100

 Los Angeles, CA 90004

 Teléfono: 323-665-2816

 Fax: 323-665-2817

 Sitio Web: www.projectnewhope.org

Unity Fellowship Church Social Justice Ministries
(Iglesia de Hermandad Unida de los Ministerios de Justicia Social)

 5148 West Jefferson Boulevard

 Los Angeles, CA 90016

 Teléfono: 323-938-8322

Minority AIDS Project (MAP), Treatment Education and Advocacy Program
(Programa de Educación para el Tratamiento y Defensa del Proyecto Minoritario del SIDA)

 5149 West Jefferson Boulevard

 Los Angeles, CA 90018

 Teléfono: 323-936-4949

West Hollywood Presbyterian Church
(Iglesia Presbiteriana de West Hollywood)

 7350 Sunset Boulevard

 Hollywood, CA 90046

 Teléfono: 323-874-6646

 Director Ejecutivo: Reverendo Dan Smith

 Sitio Web: www.wehopres.org

Área de Miami

Catholic Charities of the Archdiocese of Miami
(Obras Benéficas Católicas de la Arquidiócesis de Miami)
HIV/AIDS Ministry
1881 Northeast Twenty-sixth Street
Wilton Manors, FL 33305
Sitio Web: www.catholiccharitiesadm.org

Programa Génesis (parte de las Obras Benéficas Católicas)
3675 South Miami Avenue
Miami, FL 33133
Contacto: Sor Edita Rojo, MD

Episcopal Diocese of Southeast Florida, Episcopal AIDS Ministry
of Miami
(Diócesis Episcopal del Sureste de la Florida, Ministerio Episco-
pal del SIDA de Miami)
Catedral Trinity
464 Northeast Sixteenth Street
Miami, FL 33133
Teléfono: 305-373-0881, 305-374-3372
Sitio Web: www.diosef.org

Plymouth Congregational Church, UCC
(Iglesia Congregacional Plymouth)
3400 Devon Road
Coconut Grove, FL 33133
Teléfono: 305-444-6521
Sitio Web: www.plymouthmiami.com

Organizaciones Nacionales

ACRIA—AIDS Community Research Initiative of America (Iniciativa Estadounidense de Investigación Comunitaria del SIDA)

Sitio Web: www.acria.org

Sitio Web en español: www.acria.org/espanol

National AIDS Memorial Grove (NAMG) (Arboleda Conmemorativa Nacional del SIDA)

856 Stanyan Street

San Francisco, CA 94117

Teléfono: 415-750-8340

Línea gratis: 888-294-7683

Fax: 415-750-0214

Sitio Web: www.aidsmemorial.org

National AIDS Memorial Grove (NAMG), un terreno de quince acres en el Parque Golden Gate de San Francisco, está dedicado a recordar a aquéllos que perdieron sus vidas por culpa del SIDA, y también a quienes viven actualmente con VIH/SIDA. Se necesitan voluntarios siempre para que ayuden a deshierbar, limpiar y plantar la arboleda. Hay un folleto informativo y una línea directa disponibles.

National Alliance for Hispanic Health (Alianza Nacional Hispana de Salud)

Community HIV/AIDS Technical Assistance Network (CHATAN) (Red de Ayuda Técnica Comunitaria de VIH/SIDA)

1501 Sixteenth Street NW

Washington, DC 20036-1401

Teléfono: 202-387-5000

Líneas directas: 800-725-8312, 800-504-7081

Sitio Web: www.hispanichealth.org

National Association of People with AIDS
(Asociación Nacional de Personas con SIDA)

8401 Colesville Road, Suite 750

Silver Spring, MD 20910

E-mail: info@napwa.org

Sitio Web: www.napwa.org

National Council of La Raza, Institute for Hispanic Health (IHH)
(Concejo Nacional de La Raza, Instituto para la Salud Hispana)

Dirección corporativa:

1126 Sixteenth Street NW, sixth floor

Washington, DC 20036

Teléfono: 202-785-1670

Línea gratis: 800-311-6257

Fax: 202-772-1792

Sitio Web: www.nclr.org

National Latina Health Network (NLHN)
(Red Nacional de Salud para Latinas)

2201 Wisconsin Avenue, Suite 340

Washington, DC 20007

Teléfono: 202-965-9633

Sitio Web: www.nlhn.net

National Latino Behavioral Health Association
(Asociación Nacional del Comportamiento Latino acerca la Salud)

PO Box 387

506 Welch Street, Unit B

Berthoud, CO 80513

Teléfono: 970-532-7210

Directora Ejecutiva: A. Marie Sánchez, BSW

Sitio Web: www.nlbha.org/about.htm

Global HIV Awareness Campaign
(Campaña Global de Concientización de VIH)
Sitio Web: www.nlbha.org/resources.htm#GlobalHIVAwareness

National Minority AIDS Council
(Concejo Nacional Minoritario del SIDA)
1931 Thirteenth Street NW
Washington, DC 20009
Teléfono: 202-483-6622
Sitio Web: www.nmac.org

OHAP—Office of HIV/AIDS Policy
(Oficina de Política de VIH/SIDA)
200 Independence Avenue SW, Room 736E
Washington, DC 20201
Teléfono: 202-690-5560
Sitio Web: www.dhhs.gov

**Office of HIV/AIDS Housing U.S. Department of Housing and
Urban Development**
**(Oficina de Viviendas del SIDA, Departamento Estadounidense
de Vivienda y Desarrollo Urbano)**
**Office of Community Planning and Development Office of HIV/
AIDS Housing**
**(Oficina de Planificación y Desarrollo Comunitario, Oficina de Vi-
viendas del VIH/SIDA)**
451 Seventh Street SW, Room 7212
Washington, DC 20410-7000
Sitio Web: www.hud.gov/offices/cpd/aidshousing
Sitio Web en español: http://espanol.hud.gov/offices/cpd/aids
housing

People of Color Against AIDS Network (POCAAN)
(Red de Personas de Color Contra el SIDA)
 2200 Rainier Avenue South
 Seattle, WA 98144
 Teléfono: 206-322-7061
 Fax: 206-322-7204
 Sitio Web: www.pocaan.org

Prevención—Wellness Through Media
(Prevención—Bienestar a Través de los Medios de Difusión)
 Prevención, Inc.
 3057 Fourth Street NE
 Washington, DC 20017
 Sitio Web: www.prevencion.org

Self Reliance Foundation/Acceso Hispano, Hispanic Community
Resource Helpline (SRF)
(Fundación de Independencia/Acceso Hispano, Línea de Ayuda
de Recursos para la Comunidad Hispana)
 529 Fourteenth Street NW, Suite 740
 Washington, DC 20045-1700
 Sitio Web: www.selfreliancefoundation.org

AIDS Action
(Acción Contra el SIDA)
 1906 Sunderland Place NW
 Washington, DC 20036
 Sitio Web: www.aidsaction.org

American Red Cross Hispanic HIV/AIDS Program
(Programa Hispano del VIH/SIDA de la Cruz Roja Americana)

    American Red Cross National Headquarters

    (Oficinas Centrales de la Cruz Roja Americana)

    2025 East Street, NW

    Washington, DC 20006

    Sitio Web: www.redcross.org/services/hss/hivaids/hispanic.html

    Sitio Web en español: www.redcross.org/spanish

Agency for Healthcare Research and Quality—Advancing Excellence in Health Care—Minority Health
(Agencia para la Investigación y la Calidad del Cuidado de la Salud)

    John M. Eisenberg Building

    540 Gaither Road

    Rockville, MD 20850

    Teléfono: 301-427-1200

    Sitio Web: www.ahrq.gov/research/minorix.htm

Latino Commission on AIDS
(Comisiones Latinas sobre el SIDA)

    24 West Twenty-fifth Street, ninth floor

    New York, NY 10010

    Teléfono: 212-675-3288

    Fax: 212-675-3466

    Sitio Web: www.latinoaids.org

Latinos Unidos Contra El SIDA (LUCES), Hispanic Federation (HF)

LUCES:

184 Wethersfield Avenue

Hartford, CT 06114

Teléfono: 860-296-6400

HF:

130 William Street, ninth floor

New York, NY 10038

Teléfono: 212-233-8955

Línea directa HF: 212-732-HELP, 212-732-4357

Fax: 212-233-8996

E-mail: info@hispanicfederation.org

Sitio Web: www.hispanicfederation.org

Office of Minority Health Resource Center (OMHRC)
(Centro de Recursos de la Oficina de Salud de la Minorías)

PO Box 37337

Washington, DC 20013-7337

Teléfono: 301-251-1797

Línea gratis: 800-444-6472

TDD: 301-251-1432

Fax: 301-251-2160

National AIDS Treatment Advocacy Project (NATAP)

580 Broadway, Suite 1010

New York, NY 10012-3295

Teléfono: 212-219-0106

Línea gratis: 888-266-2827

Fax: 212-219-8473

Sitio Web: www.natap.org

Organizaciones Regionales sin Fines Lucrativos

Región Oriental: Nueva York

Aid for AIDS
(Ayuda para el SIDA)

> 515 Greenwich Street (en Spring Street), Suite 506
> New York, NY 10013
> Teléfono: 212-337-8043
> Sitio Web: www.aidforaids.org

Alianza Dominicana/Hope Program

> 715 West 179 Street (entre Broadway y Fort Washington
> Avenue)
> New York, NY 10033
> Teléfono: 212-795-4226
> Sitio Web: www.alianzadom.org

Bailey House, Inc.

> 275 Seventh Avenue (West Twenty-fifth Street), twelfth floor
> New York, NY 10001
> Teléfono: 212-633-2500
> Sitio Web: www.baileyhouse.org

Black and Latino AIDS Coalition
(Coalición de SIDA de Negros y Latinos)

> 60 West 130 Street (Lenox Avenue and Fifth Avenue)
> New York, NY 10037

Body Positive
(Cuerpo Positivo)
19 Fulton Street (South Street Seaport), Suite 308B
New York, NY 10038
Teléfono: 212-566-7333
Sitio Web: www.bodypos.org

Bronx AIDS Services
(Servicios de SIDA del Bronx)
540 East Fordham Road, second floor
Bronx, NY 10458
Teléfono: 718-295-5605
Sitio Web: www.basnyc.org

Caribbean Women's Health Association
(Asociación de Salud de Mujeres Caribeñas)
100 Parkside Avenue (entre St. Paul Place y Parade Street),
fourth floor
Brooklyn, NY 11226
Teléfono: 718-826-2942, 718-940-8386
Sitio Web: www.cwha.org

Coalition for Hispanic Family Services
(Coalición para Servicios a la Familia Hispana)
Proyecto Familia
315 Wyckoff Avenue (entre Gates y Linden Avenue)
Brooklyn, NY 11237
Teléfono: 718-497-6090
Sitio Web: www.hispanicfamilyservicesny.org

Community Healthcare Network (CHN)
(Red de Cuidado de Salud Comunitario)
    Administrative Office (Oficina Administrativa)
    79 Madison Avenue, sixth floor
    New York, NY 10016
    Teléfono: 212-366-4500
    Sitio Web: www.chnnyc.org

Community Resource Exchange
(Central de Recursos Comunitarios)
    42 Broadway, twentieth floor
    New York, NY 10006
    Teléfono: 212-894-3394
    Sitio Web: www.crenyc.org

Henry Street Settlement—Community Consultation Center
(Centro Comunitario de Consultas)
    40 Montgomery Street (en Madison Street)
    New York, NY 10002
    Teléfono: 212-233-5032
    Sitio Web: www.henrystreet.org

HIV Law Project
(Proyecto de Ley del VIH)
    15 Maiden Lane, eighteenth floor
    New York, NY 10038
    Teléfono: 212-577-3001
    Sitio Web: www.hivlawproject.org

Minority Task Force on AIDS (MTFA)
(Equipo Operativo de Minorías sobre el SIDA)
  123 West 115 Street
  New York, NY 10026
  Teléfono: 212-663-7772, 212-870-2691

New York City AIDS Housing Network
(Red de Viviendas del SIDA de la Ciudad de Nueva York)
  80A Fourth Avenue
  Brooklyn, NY 11217
  Teléfono: 718-802-9540
  Sitio Web: www.nycahn.org

Treatment for Life Center
(Centro de Tratamiento para la Vida)
  Brookdale University Hospital and Medical Center
  (Hospital y Centro Médico de la Universidad Brookdale)
  1 Brookdale Plaza, Aaron Pavilion, fifth floor
  Brooklyn, NY 11212
  Teléfono: 718-240-5028

Gay Men's Health Crisis
(Crisis de Salud de Hombres Gays)
  Tisch Building
  119 West Twenty-fourth Street
  New York, NY 10011
  Teléfono: 212-367-1000
  Sitio Web: www.gmhc.org
  Sitio Web en español: www.gmhc.org/espanol.html

Access Project, AIDS Treatment Data Network
611 Broadway, Suite 613
New York, NY 10012
Teléfono: 212-260-8868
Sitio Web: www.atdn.org/index.html
Sitio Web en español: www.atdn.org/lared/index.html

Hispanic AIDS Forum (HAF)
(Foro Hispano del SIDA)
Sitio Web: www.hafnyc.org

Manhattan:
213 West Thirty-fifth Street, twelfth floor
New York, NY 10001
Teléfono: 212-563-4500

Queens:
62-07 Woodside Avenue, third floor
Woodside, NY 11377
Teléfono: 718-803-2766

Bronx:
886 Westchester Avenue
Bronx, NY 10459
Teléfono: 718-328-4188

Latino Commission on AIDS
(Comisión Latina sobre el SIDA)
24 West Twenty-fifth Street, ninth floor
New York, NY 10010
Teléfono: 212-675-3288
Fax: 212-675-3466
Sitio Web: www.latinoaids.org

Región oriental: Pennsylvania

Action AIDS

Sitio Web: www.actionaids.org/index.htm

Center City Office:

1216 Arch Street, sixth floor

Philadelphia, PA 19107

Teléfono: 215-981-0088, 215-981-3365

Fax: 215-387-7989

Washington West Project:

1201 Locust Street

Philadelphia, PA 19107

Teléfono: 215-985-9206

North Philadelphia Office:

2641 North Sixth Street

Philadelphia, PA 19133

Teléfono: 215-291-6111

West Philadelphia Office:

3901 Market Street

Philadelphia, PA 19104

Teléfono: 215-387-6055

CHOICE/Community AIDS and Health Choices Hotline
(Línea Directa Comunitaria de Opciones del SIDA y la Salud)

1233 Locust Street, third floor

Philadelphia, PA 19107

Teléfono: 215-985-3300

Sitio Web: www.choice-phila.org

Congreso de Latinos/Programa Esfuerzo

216 West Somerset
Philadelphia, PA 19133
Teléfono: 215-763-8870, ext. 6000
Sitio Web: www.congreso.net

Delaware Valley Community Health
Fairmount Primary Care Center
(Centro de Cuidados Primarios Fairmount)

1412 Fairmount Avenue
Philadelphia, PA 19130
Teléfono: 215-235-9600
Sitio Web: www.dvch.org

Latino Treatment Program
(Programa de Tratamiento Latino)

100 West Lehigh Avenue
Philadelphia, PA 19125
Teléfono: 215-203-3000

Philadelphia FIGHT

1233 Locust Street, Fifth floor
Philadelphia, PA 19107
Teléfono: 215-985-4851
Sitio Web: www.fight.org

Mazzoni Center
(Alternativas de Salud Comunitaria de Philadelphia)

1201 Chestnut Street
Philadelphia, PA 19107
Teléfono: 215-563-0652
Sitio Web: www.mazzonicenter.org

Center for Minority Health, Graduate School of Public Health, University of Pittsburgh
(Centro para la Salud Minoritaria, Escuela de Posgrado de Salud Pública, Universidad de Pittsburgh)

125 Parran Hall
30 Desoto Street
Pittsburgh, PA 15261
Teléfono: 412-624-5665
Dr. Stephen B. Thomas, Ph.D., Director, Centro para la Salud Minoritaria
Philip Hallen, Profesor de Salud Comunitaria y Justicia Social, Universidad de Pittsburgh
Sitio Web: www.cmh.pitt.edu

Región Oriental: Carolina del Norte

American Social Health Association
(Asociación Estadounidense de Salud Social)

SALSA (STDs, Adolescents, and Latinos: Sexual Health Awareness)
(Enfermedades de Transmisión Sexual, Adolescentes y Latinos: Concientización de la Salud Sexual)
Sitio Web: www.ashastd.org

Acción Hispana

AIDS Care Service
3 East Devonshire Street
Winston-Salem, NC 27127
Teléfono: 336-723-6609
Fax: 336-723-1863
Sitio Web: www.accionhispana.org/Programs-English/aids_care
_services.htm

Región oriental: Washington, DC (Distrito de Columbia)

Clínica del Pueblo, Departamento de VIH/SIDA
  2831 Fifteenth Street NW
  Washington, DC 20009
  Teléfono: 202-462-4788
  Sitio Web: www.lcdp.org

Lutheran Social Services of the National Capital Area
(Servicios Sociales Luteranos del Área de la Capital Nacional)
  HIV/AIDS Services
  4406 Georgia Avenue NW
  Washington, DC 20011-7124
  Teléfono: 202-723-3000
  Fax: 202-723-3303
  Sitio Web: www.lssnca.org

Washington AIDS Partnership
(Asociación del SIDA de Washington)
  1400 Sixteenth Street NW, Suite 740
  Washington, DC 20036
  Teléfono: 202-939-3379
  Sitio Web: www.washingtonaidspartnership.org

Clínica Whitman-Walker
  E-mail: Latino@wwc.org
  Sitio Web: www.wwc.org/latinoservices

Servicios Latinos:
Teléfono: 202-939-7881
Fax: 202-939-1575
Línea de Información sobre el SIDA en Español: 202-328-0697

Instalación Administrativa:
1407 South Street NW
Washington, DC 20009
Teléfono: 202-797-3500

Región oriental: Connecticut

Hispanic Health Council AIDS Unit (HHC)
(Unidad del SIDA del Concejo Hispano de Salud)
175 Main Street
Hartford, CT 06106
Teléfono: 860-527-0856
Sitio Web: www.hispanichealth.com

Hispanos Unidos Contra el SIDA/AIDS Inc.
116 Sherman Avenue, first floor
New Haven, CT 06511
Teléfono: 203-781-0226

Latinos/as Contra SIDA
184 Wethersfield Avenue
Hartford, CT 06114
Teléfono: 860-296-6400
Sitio Web: www.latinoscontraSIDA.org

Región Occidental: California

Bienestar Human Services

4955 Sunset Boulevard

Los Angeles, CA 90027

Teléfono: 323-660-9680

Sitio Web: www.bienestar.org

Bienestar Latino AIDS Project es una agencia multiservicio y multi-
centro en el Condado de Los Angeles, en el Condado de San Bernar-
dino y en San Diego.

Children Affected by AIDS Foundation
(Fundación de Niños Afectados por el SIDA)

6033 West Century Boulevard, Suite 280

Los Angeles, CA 90045

Teléfono: 310-258-0850

Sitio Web: www.caaf4kids.org

El Centro Human Services

Milagros AIDS Project

2130 East First Street, Suite 350

Los Angeles, CA 90033

Teléfono: 323-265-9228

Fax: 323-265-7166

T.H.E. Clinic, Inc., Prevención multiétnica del VIH/Programa de Educación de Salud para la Reducción del Riesgo

3860 West Martin Luther King Jr., Boulevard

Los Angeles, CA 90008

Teléfono: 323-295-6571

Fax: 323-295-6577

Sitio Web: www.theclinic.org

Al escribir este libro la clínica T.H.E. Clinic, Inc. estaba a punto de mudarse a: 3834 South Western Drive, Los Angeles, CA 900620.

Wall-Las Memorias Project

111 North Avenue Fifty-sixth

Los Angeles, CA 90042

Teléfono: 323-257-1056

Sitio Web: www.thewallasmemorias.org

Center for Aids Prevention Studies at the AIDS Research Institute University of California, San Francisco
(Centro de Estudios para la Prevención del SIDA en el Instituto de Investigación del SIDA de la Universidad de California, San Francisco)

50 Beale Street, Suite 1300

San Francisco, CA 94105

Teléfono: 415-597-9100

Sitio Web: www.caps.ucsf.edu

Project Inform

205 Thirteenth Street, Suite 2001

San Francisco, CA 94103

Teléfono: 415-558-8669

Linea directa: 800-822-7422

Sitio Web: www.projectinform.org

AIDS Project Los Angeles

Sitio Web: www.apla.org

APLA West

639 North Fairfax Avenue
Los Angeles, CA 90036
Teléfono: 213-201-1639

The David Geffen Center

611 South Kingsley Drive
Los Angeles, CA 90005
Teléfono: 213-201-1600
Línea en español del SIDA del Sur de California:

Latino AIDS Project

Instituto Familiar de la Raza
2639 Twenty-fourth Street
San Francisco, CA 94110
Teléfono: 415-647-4033

Latino Coalition for a Healthy California

1225 Eighth Street, Suite 500
Sacramento, CA 95814
Teléfono: 916-448-3234
Sitio Web: www.lchc.org

Mexican American Alcoholism Programs Incorporated
(Programas Incorporados de Alcoholismo Méxicoamericanos)
Hispanic AIDS Community Education Resources (MAAP HACER)
(Recursos de Educación Comunitarios Hispanos sobre el SIDA)

> 4241 Florin Road, Suite 110
> Sacramento, CA 95823-2535
> Teléfono: 916-394-2320
> Sitio Web: www.mapp.org

Las regiones que reciben servicios incluyen a Sacramento y Yolo, California.

PACTO Latino AIDS Organization

> 2876 Howard Avenue
> San Diego, CA 92138
> Teléfono: 619-563-3622

Project Inform

> 205 Thirteenth Street, Suite 2001
> San Francisco, CA 94103
> Teléfono: 415-558-8669
> Línea de tratamiento: 800-822-7422 (línea gratis),
> 415-558-9051 (en el área de la Bahía de San Francisco)
> Sitio Web: www.projectinform.org

San Francisco AIDS Foundation

> 995 Market Street
> San Francisco, CA 94103
> Teléfono: 415-581-7000
> Sitio Web: www.sfaf.org
> Sitio Web en español: www.sfaf.org/espanol.html

San Francisco General Hospital
San Francisco Area AIDS Education and Training Center
(Centro de Educación y Capacitación sobre el SIDA en el Área de San Francisco)
National HIV/AIDS Clinicians' Consultation Center (SFAETC)
(Centro Nacional de Consulta Clinica sobre el VIH/SIDA)

995 Potrero Avenue
Building 80, Ward 83, Room 314
San Francisco, CA 94110-2859
Teléfono: 415-476-7070
Línea gratis: 800-933-3413
Fax: 415-476-3454
E-mail: bteague@nccc.ucsf.edu

Región Occidental: Nevada

AIDS Education Program/Nevada Hispanic Services
(Programa de Educación sobre el SIDA/Servicios Hispanos de Nevada)

Nevada Hispanic Services
3905 Neil Road, Suite 2
Reno, NV 89502
Teléfono: 775-826-1818

Región occidental: Estado de Washington

Pierce County AIDS Foundation (PCAF)

625 Commerce Street, Suite 10
Tacoma, WA 98402
Teléfono: 253-383-2565
Sitio Web: www.piercecountyaids.org

Región del Medio Oeste: Illinois

AIDSCARE

212 East Ohio Street
Chicago, IL 60611
Teléfono: 773-935-4663
Sitio Web: www.aidscarechicago.org

Aids Legal Council of Chicago (ALCC)
(Concejo Legal de Chicago para el SIDA)

188 West Randolph Street, Suite 2400
Chicago, IL 60601
Teléfono: 312-427-8990
Sitio Web: www.aidslegal.com

Chicago House

1925 North Clybourn Street, Suite 401
Chicago, IL 60614
Teléfono: 773-248-5200
Fax: 773-248-5019
Sitio Web: www.chicagohouse.org

Children Affected by AIDS Foundation
(Fundación de Niños Afectados por el SIDA)

Oficina de Chicago:
70 East Lake Street, Suite 430
Chicago, IL 60601
Teléfono: 312-580-1150
Sitio Web: www.caaf4kids.org

Howard Brown Health Center
4025 North Sheridan Road
Chicago, IL 60613
Teléfono: 773-388-1600
Sitio Web: www.howardbrown.org/thecenter.asp

Midwest Hispanic Health Coalition (MHHC)
(Coalición de Salud Hispana del Medio Oeste)
53 West Jackson Boulevard, Suite 628
Chicago, IL 60604
Teléfono: 312-913-3001
Sitio Web: www.salud-latina.org

TASKFORCE AIDS Prevention
(Grupo de Trabajo para la Prevención del SIDA)
1130 South Wabash, Suite 404
Chicago, IL 60605
Teléfono: 312-986-0661

Test Positive Aware Network
(Red de Conciencia de Pruebas Positivas)
5537 North Broadway Street
Chicago, IL 60640-1405
Teléfono: 773-989-9400
Sitio Web: www.tpan.com

Vital Bridges
Oficina Principal:
348 North Ashland
Chicago, IL 60607
Teléfono: 773-665-1000
Sitio Web: www.vitalbridges.org

Región del Medio Oeste: Michigan

**Julián Samora Research Institute, Research and Publications
Michigan State University
(Instituto de Investigaciones y Publicaciones Julián Samora, Universidad de Michigan**

301 Nisbet Building
1407 South Harrison
East Lansing, MI 48823-5286
Teléfono: 517-432-1317
Sitio Web: www.jsri.msu.edu

Región del Medio Oeste: Minnesota

Chicanos Latinos Unidos en Servicio (CLUES)

Oficina en Minneapolis:
2700 East Lake Street, Suite 1160
Minneapolis, MN 55406
Teléfono: 612-871-0200
Fax: 612-871-1058
Sitio Web: www.clues.org

Región del Medio Oeste: Ohio

**Cleveland Hispanic Urban Minority Alcoholism and Drug Abuse
Outreach Programs (UMADAOP)
(Programas de Alcoholismo y Abuso de Drogas para las Minorías
Urbanas)**

Hispanic Community Services Coalition:
(Coalición Hispana de Servicios Comunitarios)
3305 West Twenty-fifth Street

Cleveland, OH 44109-1613
Teléfono: 216-459-1222
Sitio Web: www.hispanicunadaop.com

Región del Medio Oeste: Wisconsin

Minority HIV/AIDS Demonstration Project, Wisconsin Public Health Department
(Proyecto para la Demostración del VIH/SIDA entre las Minorías, Departmento de Salud Pública, Wisconsin)
Teléfono: 608-267-2173
Sitio Web: www.dhfs.wisconsin.gov/aids-hiv

Dirección postal:
Minority HIV/AIDS Demonstration Project
Division of Public Health
P.O. Box 2659
Madison, WI 53701-2659

Dirección:
Minority Health Program, Division of Public Health
1 West Wilson
Madison, WI 53703

Región del Sur: Florida

Hispanic AIDS Awareness Program/Programa de Información sobre el SIDA (HAAP)
2350 Coral Way, Suite 301
Miami, FL 33145
Teléfono: 305-860-0780
Sitio Web: www.emservices.com

League Against AIDS/Liga Contra SIDA
> 28 West Flager Street, Suite 700
> Miami, FL 33130
> Teléfono: 305-576-1000
> Sitio Web: www.leagueagainstaids.org

AIDS Project Florida, Community Health Care Center 1
> 2817 East Oakland Park Boulevard
> Fort Lauderdale, FL 33306
> Teléfono: 954-537-4111
> Sitio Web: www.chc1.org

Contact Care Resource
> Oficina Administrativa:
> 3510 Biscayne Boulevard, Suite 300
> Miami, FL 33137
> Teléfono: 305-576-1234
> Sitio Web: www.careresource.org

Lock Towns Community Mental Health Center
(Centro Comunitario de Salud Mental Lock Towns)
> Servicios de Prevención e Intervención Temprana del VIH:
> 16555 Northwest Twenty-fifth Avenue
> Miami, FL 33055
> Teléfono: 305-620-4005
> Sitio Web: www.fccmh.org

Miami-Dade County Health Department, HIV/AIDS Service Office (Departamento de Salud Pública de Miami-Dade, Oficina de Servicios de VIH/SIDA)

8600 Northwest Seventeenth Street, second floor

Miami, FL 33124

Teléfono: 305-470-6999

Sitio Web: www.dadehealth.org

South Beach AIDS Project (SoBAP)

1234 Washington Avenue, Suite 200

Miami Beach, FL 33139

Teléfono: 305-535-4733

Sitio Web: www.sobeaids.org

South Florida AIDS Network (SFAN), Jackson Memorial Hospital (Red del SIDA del Sur de la Florida, Hospital Jackson Memorial)

1611 Northwest Twelfth Avenue, ACC East, first floor

Miami, FL 33136

Teléfono: 305-585-5241

Center for Positive Connections, Centro de Apoyo y Recursos

12570 Northeast Seventh Avenue, Suite 104

North Miami, FL 33161

Teléfono: 305-891-2066

Sitio Web: www.positiveconnections.org

Unión Positiva, Inc.

1901 Southwest First Street, third floor

Miami, FL 33135

Teléfono: 305-644-0667

Sitio Web: www.unionpositiva.org

Fuentes citadas

Caraballo, Rvda. Rosa J., *Covenant of Hope/Pacto de Esperanza*, Ebed Press, Bronx N.Y., 2004.

Hernández, Edwin I., Hector Díaz, Rebecca Burwell y Elizabeth Station. Esperanza USA y Centro para el Estudio de la Religión de los Latinos, Universidad de Notre Dame, *Faith-Based Responses to HIV/AIDS in the U.S. Latino Community: A Needs Assessment*, febrero de 2005.

Gadea, Ramón, y Daniel Lee, «The HIV Epidemic in the Caribbean: Access Caribe Project», *Health and Development: A Quarterly Journal of Christian Community Health Fellowship*, Vol. 25, No. 3, 2005.

Programa Conjunto de las Naciones Unidas sobre el VIH/SIDA (UNAIDS), «Fact Sheet:Caribbean», 21 de noviembre de 2005; 23 de noviembre de 2004 (see www.unaids.org).

«Fact Sheet: Latin America», 21 de noviembre de 2005; 23 de noviembre de 2004.

«HIV Epidemic in India», 25 de octubre de 2005.

«Sub-Saharan Africa», 24 de octubre de 2005.

Programa Conjunto de las Naciones Unidas sobre el VIH/SIDA (UNAIDS) y la Organización Mundial de la Salud, «AIDS Epidemic Update 2005» 21 de noviembre de 2005.

Asociación Nacional de Personas con SIDA (National Association of People With AIDS) «NAPWA Positive Voice Alert» 5 de octubre de 2005 (see www.napwa.org).

Fondo de las Naciones Unidas para los Niños (The United Nations Children's Fund, UNICEF), *Children: The Missing Face of AIDS* 2005.

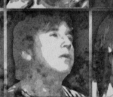
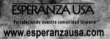